CAROLINE EBERT

FITNESS FÜR gestresste AUGEN

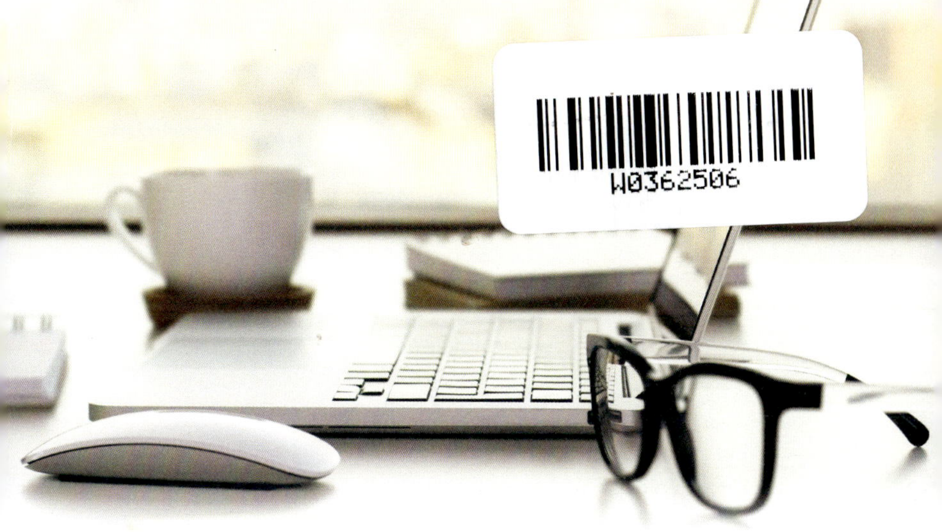

Die besten **ÜBUNGEN** für Schreibtischhelden und PC-Eulen

Schirner Verlag

Die Ratschläge in diesem Buch sind sorgfältig erwogen und geprüft. Sie bieten jedoch keinen Ersatz für kompetenten medizinischen Rat, sondern dienen der Begleitung und der Anregung der Selbstheilungskräfte. Alle Angaben in diesem Buch erfolgen daher ohne Gewährleistung oder Garantie seitens der Autorin oder des Verlages. Eine Haftung der Autorin bzw. des Verlages und seiner Beauftragten für Personen-, Sach- und Vermögensschäden ist ausgeschlossen.

Wir verzichten auf das Einschweißen unserer Bücher – **UNSERER UMWELT ZULIEBE!**

ISBN 978-3-8434-1378-7

Caroline Ebert:
Fitness für gestresste Augen
Die besten Übungen für
Schreibtischhelden und PC-Eulen

Umschlag: Anke Müller, Schirner,
unter Verwendung von # 428325814 (© Who is Danny), # 1183512700 (© pambudi) und # 82368157 (© HolyCrazyLazy),
www.shutterstock.com
Layout: Anke Müller, Schirner
Lektorat: Bastian Rittinghaus, Schirner
Printed by: Ren Medien GmbH, Germany

www.schirner.com

1. Auflage April 2019

Inhalt

Vorwort

Liebe Leserinnen, liebe Leser,

da Sie dieses Buch in den Händen halten, gehören Sie vermutlich zu den vielen Menschen, die zunehmend bemerken, dass ihre Augen sich durch die viele Bildschirmnutzung verändern bzw. schon verändert haben. Vielleicht sorgen Sie sich sogar um Ihr Augenlicht. Das ist nicht ganz unbegründet, denn Computerbildschirm, Smartphone und Co sind eine wahre Herausforderung für unsere Augen.

Unsere Arbeitswelt, aber auch unsere Freizeitbeschäftigungen haben sich in den letzten Jahrzehnten drastisch verändert. Unsere Augen werden dadurch deutlich stärker belastet, was sicherlich in den kommenden Jahren noch zunehmen wird. Die Technik verändert sich fortschreitend, und wir können nicht einmal erahnen, wie die Bildschirme der Zukunft aussehen. Doch auch jetzt schon steigt die Anzahl der Betroffenen von Fehlsichtigkeiten und von krankhaften Augenveränderungen stetig. Deswegen möchte ich Ihnen ans Herz legen, sich gut um Ihre Augen zu kümmern. Trotz Bildschirmarbeit können Sie Ihre Augen mit erprobten Übungen und Maßnahmen gesund erhalten.

Dieses Buch wendet sich vorwiegend an Menschen, die beruflich viel Zeit vor dem Bildschirm verbringen. Natürlich sind die Übungen aber genauso sinnvoll, wenn Sie den PC eher privat nutzen. Doch die Arbeitswelt bringt noch einige zusätzliche Tücken mit sich, auf die ich eingehen möchte.

Und nun wünsche ich Ihnen einen entspannten (Ein-)Blick in die Welt des Sehens.

Ihre Caroline Christina Ebert

Wie Bildschirmarbeit die Augen fordert

Ich möchte die Technik und den Fortschritt mit diesem Buch nicht schlechtreden. Vielleicht könnte man den Eindruck gewinnen, doch auch ich finde, dass uns die Technik viele Vorteile sowohl in der Arbeitswelt als auch im privaten Bereich bringt. Wir sind miteinander vernetzt, können sehr schnell wichtige Informationen abrufen, Anträge und Formulare bearbeiten und dank E-Mail sofort reagieren. Marketing, Kommunikation und Informationsbeschaffung waren nie einfacher. Das spart viel Zeit und kann sogar Spaß machen.

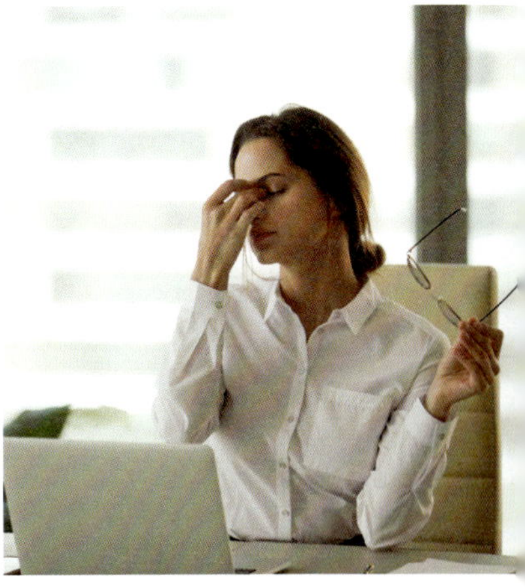

Das richtige Verhalten im Umgang mit den neuen Medien ist das, was ich Ihnen nahebringen möchte. Der menschliche Körper ist für die freie Natur geschaffen. Schon bevor die Computer Einzug in die Büros hielten, war die körperlich einseitige Beschäftigung nicht förderlich für die Gesundheit. Durch das lange Sitzen werden Wirbelsäule und Bandscheiben, der Nacken, aber auch das Herz-Kreislauf-System und der Stoffwechsel stärker belastet als bei einer handwerklichen Tätigkeit. Aufgrund der modernen Technik haben Büroarbeiter nun noch weniger Bewegung – denn selbst den Gang zum Kopierer macht der PC oft überflüssig. Aber auch Stress und Zeitdruck nehmen gerade durch die Digitalisierung zu. Daraus ergeben sich viele weitere Belastungen, die sich zusätzlich negativ auf das Sehen auswirken.

Ihnen ist sicherlich bewusst, wie wertvoll Ihr Augenlicht ist, schließlich haben Sie sich entschieden, etwas für seinen Schutz zu tun. Deshalb möchte ich Sie motivieren, die Übungen in diesem Buch wirklich anzuwenden und Stück für Stück in Ihren Arbeitsalltag zu integrieren. Bildschirmarbeit ist für unsere Augen eine Strapaze, vergleichbar mit einem Weltraumflug für den Körper – denn sie sind darauf nicht ausgelegt. Doch die meisten Menschen erkennen dies erst, wenn das Augenlicht schwächer wird oder die Sicht sich verändert. Manche Veränderungen kommen sehr langsam, andere treten plötzlich ein.

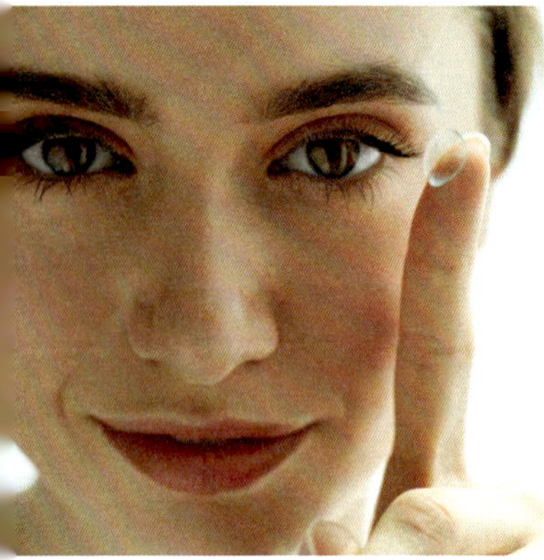

Fehlsichtigkeiten lassen sich gut mit Brillen bzw. Kontaktlinsen ausgleichen, doch krankhafte Veränderungen können nicht so leicht wieder behoben werden. Deshalb ist die Gesundheitsprävention für die Augen so wichtig.

Ich durfte in den letzten Jahren in zahlreichen Unternehmen Schulungen geben – von ganz kleinen Firmen bis hin zu Großraumbüros bin ich deutschlandweit sowie in Österreich und der Schweiz unterwegs. Besonders schön an dieser Arbeit ist das Feedback von Menschen, die wieder besser sehen können, die Spaß an den kurzen und dennoch effektiven Übungen haben und diese auch wirklich umsetzen. Aus der Freude darüber ist dieses Buch entstanden. Vielleicht kann ich Sie überzeugen, künftig auf das Wohl Ihrer Augen mehr acht zu geben.

Schauen wir uns an, welche Faktoren für das Auge bei der Bildschirmarbeit belastend sind und was Sie jeweils tun können, um dem entgegenzusteuern:

- Der dauerhafte Blick geradeaus
- Der harte Blick (Starren)
- Die permanente Lichteinwirkung
- Die konstante Blickentfernung
- Die Zweidimensionalität
- Der Tunnelblick
- Die verringerte Lidschlagfrequenz
- Die Körperhaltung
- Stress und Zeitdruck
- Ungesunde Ernährung

All diese Faktoren begünstigen, dass junge Menschen kurzsichtig werden bzw. eine vorhandene Kurzsichtigkeit sich schnell verstärkt. Das wurde bereits wissenschaftlich bestätigt. Weitere Folgen sind eine frühere Ermüdung der Augenlinse und dadurch eine langsamere Umstellung auf unterschiedliche Entfernungen. Die »Altersweitsichtigkeit« beginnt heute früher. Auch das räumliche Sehen leidet, denn die vielen visuellen Reize können dazu führen, dass das Gehirn ein Auge zeitweise oder auch permanent unterdrückt. Das seitliche Gesichtsfeld wird weniger genutzt und kann sich einschränken, was gerade im Straßenverkehr gefährlich ist. Die permanente Einwirkung von kurzwelligem Blaulicht, das in Bildschirmen vorzugsweise verwendet wird, kann Trübungen der Augenlinse (grauen Star) sowie Veränderungen der Netzhaut im zentralen Bereich, der Macula, bewirken. Die Fälle von Maculadegeneration haben in den letzten Jahren drastisch zugenommen. Infolge von Stress, Anspannung und falscher Atemtechnik können Mouches volantes, Glaukom, Glaskörperschrumpfungen und sogar Netzhautablösungen entstehen.

Sie merken schon, dass die für Büroarbeiter typischen trockenen oder leicht geröteten Augen zu den harmlosesten Veränderungen am Auge zählen.

Der dauerhafte Blick geradeaus

Unsere Augäpfel sind umgeben von sechs äußeren Augenmuskeln. Bewegen wir uns im normalen Alltag oder im Freien, sind diese ständig in Bewegung. Wir schauen abwechselnd in die Ferne und in die Nähe, wir verfolgen Objekte mit dem Blick, wir nehmen Formen, Farben und Bewegungen wahr. Durch diese abwechslungsreichen Eindrücke bewegen wir ganz automatisch unsere Augen in unterschiedliche Richtungen. Daher sind die Augenmuskeln entspannt und locker.

Wenn wir am Bildschirm sitzen, schauen unsere Augen permanent geradeaus. Dadurch verkrampfen sich die Augenmuskeln genauso wie unsere Rückenmuskulatur, wenn wir längere Zeit in einer Position verharren. Muskeln brauchen Abwechslung und Bewegung, Anspannung und Entspannung, Streckung und Dehnung. Das bekommen unsere äußeren Augenmuskeln aber beim sturen Geradeausblicken am Monitor nicht. Je kleiner der Bildschirm ist, desto weniger Spielraum haben sie. Deshalb sind kleine Monitore wie vom Smartphone oder Tablet für unsere Augen eine größere Herausforderung als z. B. Fernseher.

Dies belegt auch die rapide ansteigende Zahl von kurzsichtigen Menschen, seitdem Smartphones so intensiv genutzt werden. Gerade die jüngere Generation ist betroffen. Wenn die Muskulatur um den Augapfel verkrampft, werden die vier geraden äußeren Augenmuskeln gleichmäßig stark angespannt und ziehen den Augapfel ein wenig in die Länge.

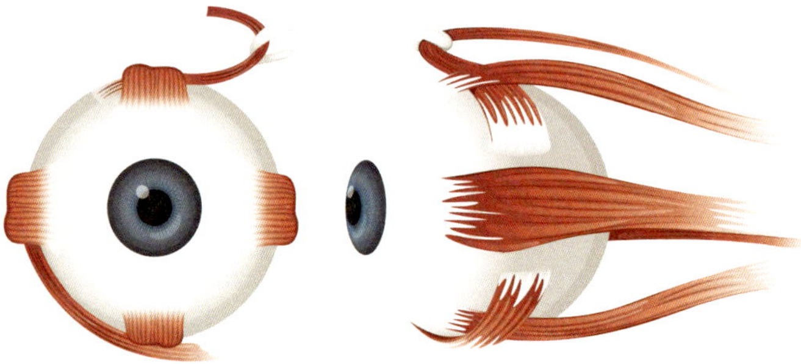

Da unsere Augäpfel elastisch und mit nur 7 Gramm sehr leicht und klein sind im Verhältnis zu den dicken Augenmuskeln, ist dies leicht möglich. Wenn die Augenmuskeln den Augapfel um nur 1 Millimeter in die Länge ziehen, entsteht daraus eine Kurzsichtigkeit von –3 Dioptrien. Eine Kurzsichtigkeit von –0,25 Dioptrien entspricht demnach einer Längenveränderung des Augapfels um 0,083 Millimeter. Sie sehen also, wie leicht das Starren auf den Bildschirm die Sehkraft verschlechtern kann.

Die äußeren Augenmuskeln führen ganz kleine Bewegungen durch, wenn wir ein Objekt betrachten. Diese Mikrobewegungen sind so fein, dass wir sie gar nicht wahrnehmen können. Durch sie erhält unser Sehzentrum im Gehirn Detailinformationen und kann eine bessere Bildqualität liefern. Das Gehirn spielt beim Sehen eine große Rolle, denn es bewerkstelligt 80 % der optischen Verarbeitung. Die Augen selbst steuern also nur 20 % zum Sehprozess bei. Sind die äußeren Muskeln nun verkrampft, können sie diese Mikrobewegungen nicht ausführen. Sie zu trainieren ist daher ein wichtiger Baustein im betrieblichen Gesundheitsmanagement.

Deshalb möchte ich Ihnen gleich ein paar Übungen vorstellen, mit deren Hilfe Sie die äußeren Augenmuskeln lockern können.

AUGENYOGA

Wirkung: Mit dieser Übung werden alle sechs äußeren Augenmuskeln entspannt, gelockert und abwechselnd gedehnt und gestreckt. Die Feinmotorik der Augen sowie die Auge-Hand-Koordination werden trainiert. Zusätzlich fördert das Abdecken eines Auges die Sehleistung der einzelnen Augen.

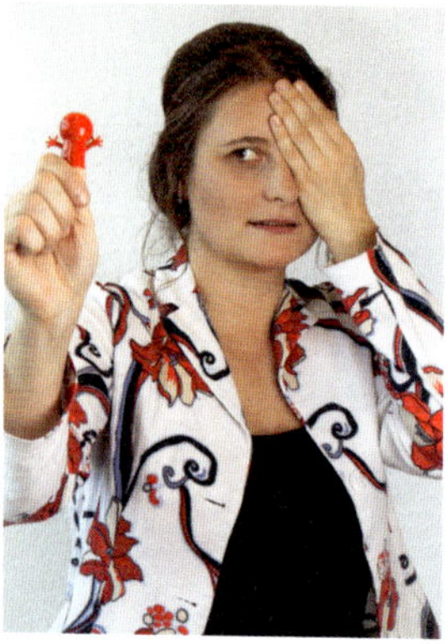

Ablauf: Führen Sie diese Übung mit jedem Auge einzeln durch. Bedecken Sie das andere Auge mit einer Augenklappe oder mit Ihrer Hand. Nehmen Sie einen Kugelschreiber, ein farbiges Objekt oder Ihren Daumen als Fixierhilfe. Bei dieser Übung halten Sie den Kopf still und bewegen nur die Augen. Bewegen Sie Ihr Fixationsobjekt langsam von oben nach unten und von unten nach oben, und verfolgen Sie es mit Ihrem Blick. Wiederholen Sie diese Augenbewegungen dreimal. Schließen Sie die Augen kurz, und schauen Sie anschließend von rechts nach links und wieder zurück. Wiederholen Sie auch diese Augenbewegungen dreimal. Schließen Sie die Augen kurz, und schauen Sie anschließend von rechts oben nach links unten und wieder zurück. Wiederholen Sie dies dreimal. Schließen Sie die Augen erneut kurz, und blicken Sie dann von links oben nach rechts unten und wieder zurück. Wiederholen Sie dies dreimal. Nachdem Sie die Augen kurz geschlossen haben, lassen Sie sie jeweils einmal im Uhrzeigersinn und gegen den Uhrzeigersinn kreisen.

Wiederholen Sie den gesamten Vorgang im Anschluss mit dem anderen Auge.

Übungsdauer: 1,5 Minuten

Steigerung der Wirkung: Verfolgen Sie Ihr Fixationsobjekt in jede Richtung zwölfmal, und palmieren Sie zwischen allen Richtungswechseln (siehe S. 31). Dadurch verlängert sich die Übungsdauer. Im Büro können Sie die Übung auch aufteilen: Führen Sie sie z.B. jede halbe Stunde mit einer Blickrichtung durch.

KOPFKLOPFMASSAGE

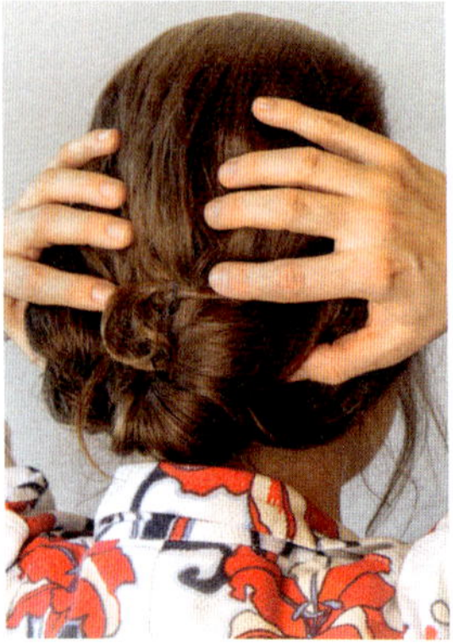

Wirkung: Die äußeren Augenmuskeln sind am einen Ende mit dem Augapfel verbunden, am anderen Ende mit der knöchernen Augenhöhle. Deshalb können Sie durch das Abklopfen des Kopfes eine Lockerung dieser Muskeln erzielen. Gleichzeitig wird die Durchblutung des Kopfes verbessert, wodurch die Konzentration steigt. Durch das Gähnen während der Übung können Sie die Augenfeuchtigkeit steigern.

Ablauf: Setzen Sie sich bequem hin, und entspannen Sie sich. Mit den Fingerkuppen beider Hände klopfen Sie nun Zentimeter für Zentimeter Ihren Kopf ab, beginnend am unteren Hinterkopf. Sie klopfen immer weiter nach oben, bis zum Oberkopf, dann an den Kopfseiten entlang und schließlich ein paarmal um die Ohrenpartien herum. Atmen Sie dabei tief, entspannt und gleichmäßig. Öffnen Sie Ihren Mund ganz leicht, dann können Sie die gelöste Anspannung durch Gähnen zum Ausdruck bringen.

Übungsdauer: 1 Minute

Steigerung der Wirkung: Schließen Sie die Augen bei dieser Übung, damit diese sich von der Bildschirmarbeit erholen können, und gähnen Sie möglichst oft.

AUGENKLOPFMASSAGE

Wirkung: Anspannungen des Gesichtes, der Augen und der Augenumgebung werden gelöst. Der vordere Augenbereich wird entspannt, gelockert und gut durchblutet.

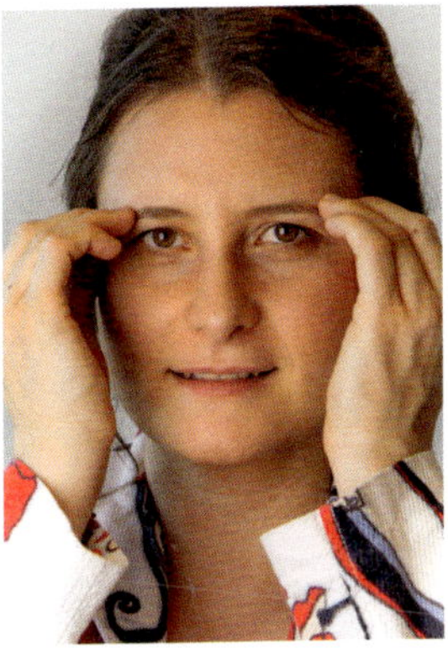

Ablauf: Öffnen Sie während dieser Übung Ihren Mund ganz leicht, dann können Sie die gelöste Anspannung durch Gähnen zum Ausdruck bringen. Klopfen Sie mit den Fingerspitzen Ihrer beiden Hände sanft Ihr Gesicht ab, an der Stirn beginnend. Klopfen Sie von dort zu den Schläfen, über den Oberkiefer zum Unterkiefer. Klopfen Sie auch Ihre Nase ab, und klopfen Sie eine Weile lang über der Oberlippe und unter der Unterlippe. Streichen Sie dann sanft mit den Handflächen über Ihr Gesicht. Mit den Fingerspitzen von Zeige- und Mittelfinger klopfen Sie nun behutsam rings um Ihre Augen. Beginnen Sie bei den Augenbrauen, gehen Sie weiter zur Schläfenregion, zum Wangenbereich und unter den Augen entlang zurück über die Nasenseiten zu den Augenbrauen. Wiederholen Sie diesen Vorgang dreimal. Zum Abschluss streifen Sie mit den Fingern sanft von der Mitte nach außen über Ihr Gesicht. Atmen Sie während der gesamten Übung tief, ruhig und gleichmäßig ein und aus.

Übungsdauer: 1 Minute

Steigerung der Wirkung: Schließen Sie die Augen, und gähnen Sie möglichst oft.

Der harte Blick (Starren)

Der permanent geradeaus gerichtete Blick auf den Bildschirm in Kombination mit der hohen Konzentration, die es erfordert, alles schnell erkennen und interpretieren zu müssen, und der permanenten Lichteinwirkung auf das Auge bewirkt, dass wir einen starren Blick entwickeln – mit kleinen Pupillen und wenig Ausdruck. Bei der Computerarbeit empfangen wir ständig Lichtinformationen und müssen diese analysieren. Hierfür gebrauchen wir keinerlei Empfindungen. Die Augen bekommen keine Abwechslung, wie sie natürliche Farben und Formen bieten. Dadurch verkrampft sich die Muskulatur, und die Pupillenreaktion verlangsamt sich. Wegen der hohen Konzentration an Licht, die ins Auge fällt, bleiben die Pupillen immer klein – der Blick wirkt hart.

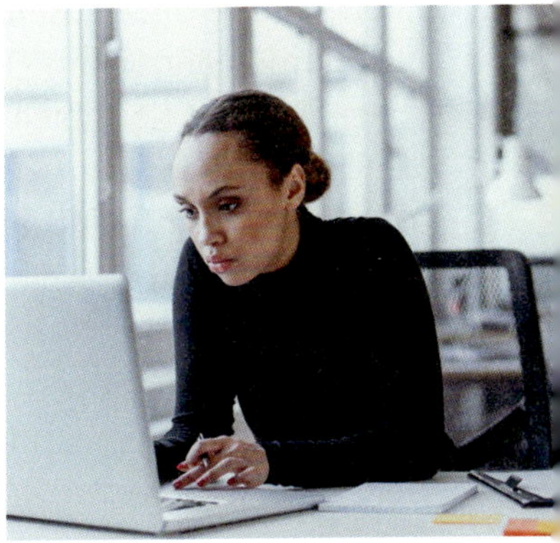

Dies können Sie mit den folgenden Übungen wieder ändern:

LANGES SCHWINGEN

Wirkung: Der starre Blick, der durch die Bildschirmarbeit entsteht, wird aufgelöst, die Augen werden wieder »lebendiger«. Die äußeren Augenmuskeln werden gelockert.

Ablauf: Stellen Sie sich bequem und locker hin. Ihre Füße stehen schulterbreit auseinander, die Schultern sind entspannt. Die Arme hängen am Oberkörper herunter, Ihre Knie sind locker, und der Kopf bleibt gerade. Beginnen Sie langsam, hin- und herzuschwingen. Wenn Ihr Körper sich nach rechts dreht, bleibt der rechte Fuß am Boden, die Ferse des linken Fußes hebt sich leicht. Anschließend schwingen Sie nach links, wobei sich die Ferse des rechten Fußes leicht hebt. Die Augen sind bei dieser Übung geöffnet, und Sie lassen Ihren Blick über die Umgebung gleiten, ohne etwas fixieren zu wollen. Führen Sie die Übung mit Ihrem ganzen Körper aus. Sollte Schwindel auftreten, machen Sie eine Pause, und versuchen Sie die Übung langsamer.

Übungsdauer: 1 Minute

Steigerung der Wirkung: Machen Sie diese Übung im Freien, z. B. in der Mittagspause, und blicken Sie dabei in die Weite.

UMRISSE NACHFAHREN

Wirkung: Der starre Blick wird gelockert, die Augen werden »lebendiger« und ausdrucksstärker. Der Blick wirkt weicher, und die Augenmuskeln werden gelockert.

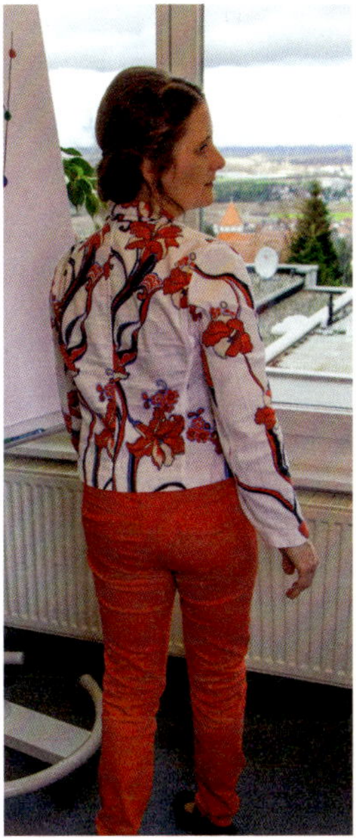

Ablauf: Stellen Sie sich vor, Sie hätten einen Pinsel auf der Nasenspitze, der sich je nach Entfernung des ausgesuchten Objektes verlängern oder verkürzen kann. Malen Sie nun weich und fließend Gegenstände im Zimmer oder vor Ihrem Fenster nach, zunächst in 0,5 bis 1 Meter, dann in 2 bis 5 Metern Entfernung. Zeichnen Sie den Umriss der Gegenstände nach, und malen Sie sie dann aus oder pinseln Sie Schlangenlinien hinein.

Wechseln Sie nun zwischen nah und fern ab. Kopf und Hals sind dabei ständig sanft in Bewegung.

Übungsdauer: 1 Minute

Steigerung der Wirkung: Stellen Sie sich vor, Sie zeichnen die Umrisse mit einer Feder ab, die die Gegenstände ganz sanft berührt. Sie können diese Übung auch im Freien durchführen. Atmen Sie dabei tief ein und aus. Gewöhnen Sie sich an, auch in der Freizeit immer einmal Gegenstände mit den Augen zu umwandern. Dann lockert sich Ihr Blick sehr schnell.

Die permanente Lichteinwirkung

Unsere Augen sind vor dem Monitor einer permanenten Lichteinwirkung ausgesetzt. Dies ist für unsere Augen ungesund, da sie in einer natürlichen Umgebung eine Abwechslung von Licht und Schatten, Helligkeit und Dunkelheit sowie unterschiedlichen Lichtintensitäten und Farbspektren erleben. Dadurch werden die Augen abwechslungsreich stimuliert und bleiben gesund. Der Bildschirm bestrahlt die Augen mit »eintönigem« Licht. Dieses Licht hat eine völlig andere Farbzusammensetzung als das natürliche Tageslicht. Sonnenlicht enthält alle Regenbogenfarben, und die Zusammensetzung ändert sich im Verlauf des Tages so, dass sie unseren Biorhythmus auf optimale Weise steuert. Das merken wir auch daran, dass wir im Sommer vitaler und aktiver sind als im Winter.

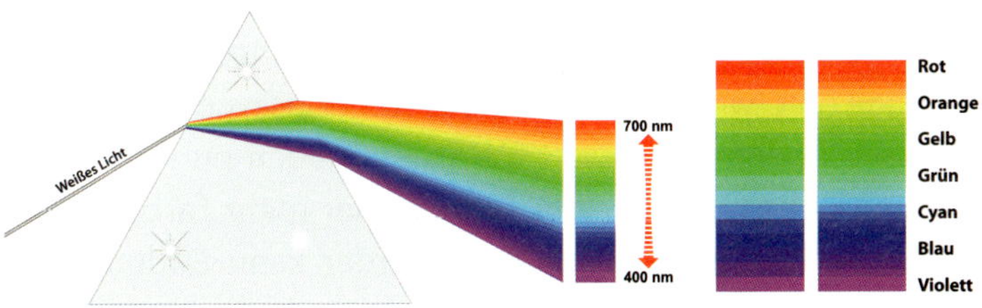

Das unsichtbare weiße Licht kann mit einem Prisma in einen Regenbogen zerstreut werden. Wird das Sonnenlicht in seine

Spektralfarben geteilt, zeigt sich, dass das kurzwellige blaue und lila Licht stärker gebrochen wird als das langwellige rote Licht. Das künstliche Licht von Bildschirmen hingegen kann nicht in einen Regenbogen zerlegt werden. Es entstehen auf der anderen Seite des Prismas nur Spektrallinien. Aus diesen kann man ablesen, dass der Hauptbestandteil des Lichtes von Monitoren blaues, also kurzwelliges und daher sehr energiereiches Licht ist. Selbstverständlich werden auch andere Farben verwendet, aber in einer völlig anderen Zusammensetzung, als sie in der Natur vorkommt. Die hohe Konzentration von blauwelligem Licht ist für unsere Augen schädlich, besonders für unsere Netzhaut. Diese fängt das Licht auf und wandelt es in einem komplizierten chemischen Prozess in elektrische Impulse um, die dann an unser Sehzentrum im Gehirn weitergeleitet werden, um dort gedeutet zu werden. Bei der Umwandlung von Licht in einen elektrischen Impuls verbrauchen unsere Augen den Sehfarbstoff, das Rhodopsin. Dieser muss immer wieder neu gebildet werden, wofür unsere Augen Vitamin A benötigen. Das geschieht aber nur in Dunkelheit. Sobald Licht ins Auge fällt, wird der Aufbau des Rhodopsins gestoppt und das vorhandene verbraucht. Wenn die Augen nun pausenlos auf eine Lichtquelle blicken, wird immer mehr Farbstoff verbraucht, ohne dass neuer gebildet werden kann. Dadurch werden Farben- und Kontrastsehen schleichend schlechter.

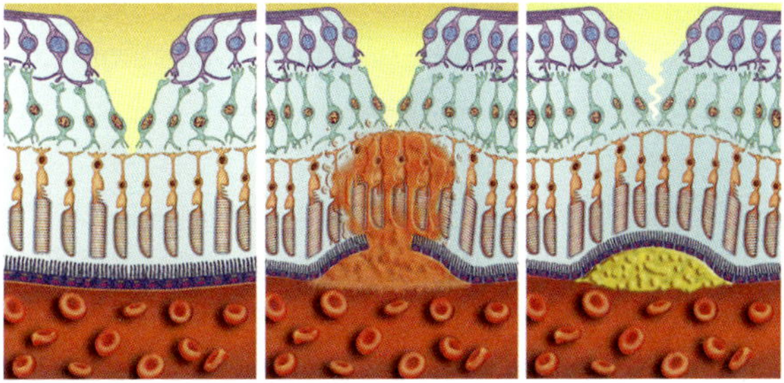

Die Netzhautgrube – links: normal, mittig: feuchte Maculadegeneration durch Gefäßveränderungen, rechts: trockene Maculadegeneration durch Ansammlung von festen Stoffen zwischen Aderhaut und Netzhaut

Unsere Augen brauchen also in regelmäßigen Abständen Dunkelheit, damit die Sehfunktion erhalten bleibt. Denn ohne Sehfarbstoff geschieht auch keine Umwandlung mehr. Deshalb haben viele Menschen nach stundenlanger Bildschirmarbeit Schwierigkeiten mit angestrengten und übermüdeten Augen. Spätfolgen können Augenerkrankungen wie die Maculadegeneration oder grauer Star sein. Das kurzwellige blaue Licht ist so energiereich, dass es bei Dauerbestrahlung zu einer oxidativen Schädigung der Netzhaut führen kann. Die Versorgung der Netzhaut wird gestört, da sich auch die Aderhaut – die Schicht, die die Netzhaut mit Nährstoffen versorgt – verändern kann. Es entstehen Ablagerungen zwischen Aderhaut und Netzhaut, die das Sehen verändern. Auch können Gefäßveränderungen und Gefäßneubildungen durch die permanente Lichteinstrahlung mit kurzwelligem Licht auftreten. Diese bewirken, dass der Betroffene gerade Linien gebogen wahrnimmt und sich das zentrale Sehen verschlechtert.

Wichtig ist, eine Maculadegeneration frühzeitig zu erkennen, denn die Sicht verschlechtert sich dramatisch, und Betroffene können ihre Umwelt dann nur noch mit dem seitlichen Gesichtsfeld erkennen. Das schränkt sie stark ein und ist auch eine seelische Belastung.

Mit folgendem Test können Sie selbst regelmäßig kontrollieren, ob es Veränderungen an Ihrer Macula gibt. Sollten Sie Veränderungen feststellen, gehen Sie bitte umgehend zu einem Augenarzt, und lassen Sie Ihren Augenhintergrund ansehen.

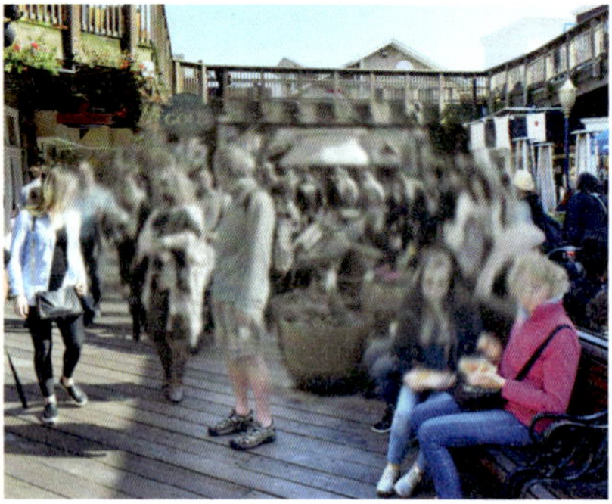

Sicht bei Maculadegeneration im Anfangsstadium

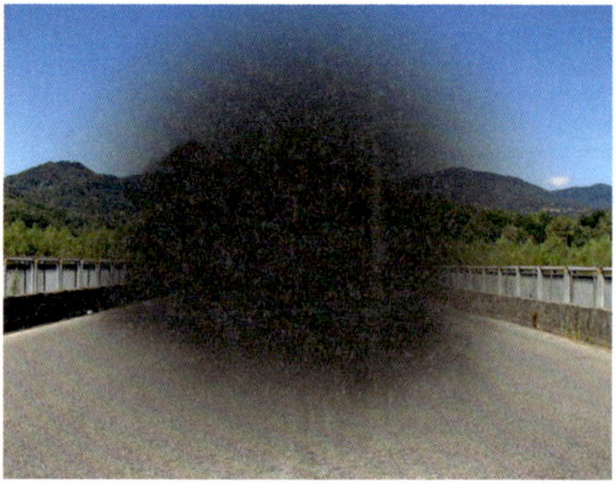

Sicht bei Maculadegeneration im fortgeschrittenen Stadium

AMSLER-TEST

Ablauf: Wenn Sie eine Sehhilfe zum Lesen benötigen, lassen Sie diese für den Test auf. Aber tragen Sie keine Gleitsicht- oder Bildschirmarbeitsplatzbrille für diesen Test. Diese beiden Glasarten haben seitliche Abbildungsfehler, die das Testergebnis verfälschen.

Betrachten Sie das Bild auf der folgenden Seite mit jedem Auge einzeln in einem Abstand von 35 bis 40 Zentimetern. Decken Sie das andere Auge mit der Hand ab, aber kneifen Sie es nicht zu. Fixieren Sie den Punkt in der Mitte. Bei einem gesunden Auge erscheinen die Gitternetzlinien gerade, die Quadrate sind alle gleich groß, und es sind alle Ecken sichtbar.

Führen Sie den Test sowohl mit dunklen Linien auf hellem Hintergrund als auch umgekehrt regelmäßig durch.

Wenn Sie eine oder mehrere der folgenden Veränderungen im Gitter bemerken, sollten Sie einen Augenarzt aufsuchen:

- fehlende Ecken des Bildes
- unterschiedlich große, verzerrte Quadrate
- ein grauer Schatten, der sich auf das Bild legt
- leere Stellen im Gitter
- verschwommene oder verzerrte Linien

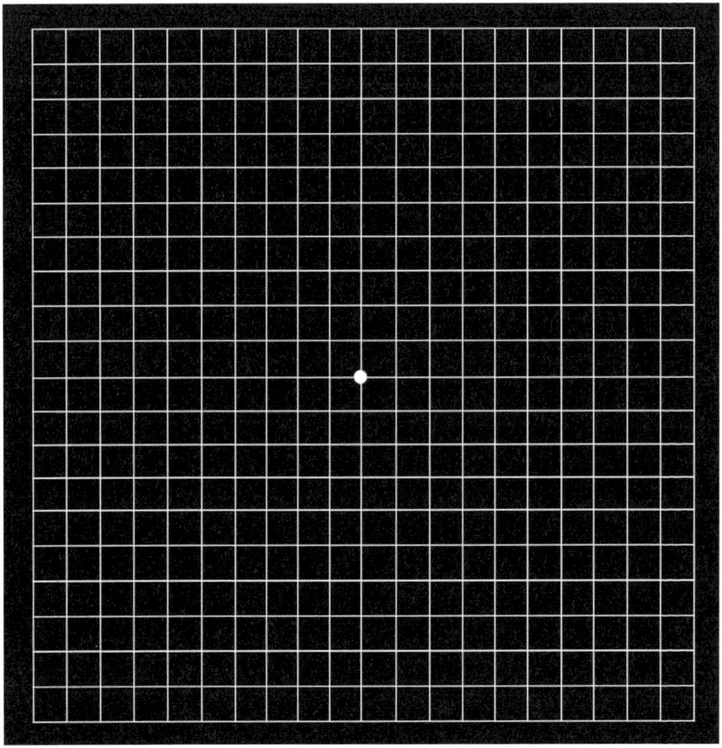

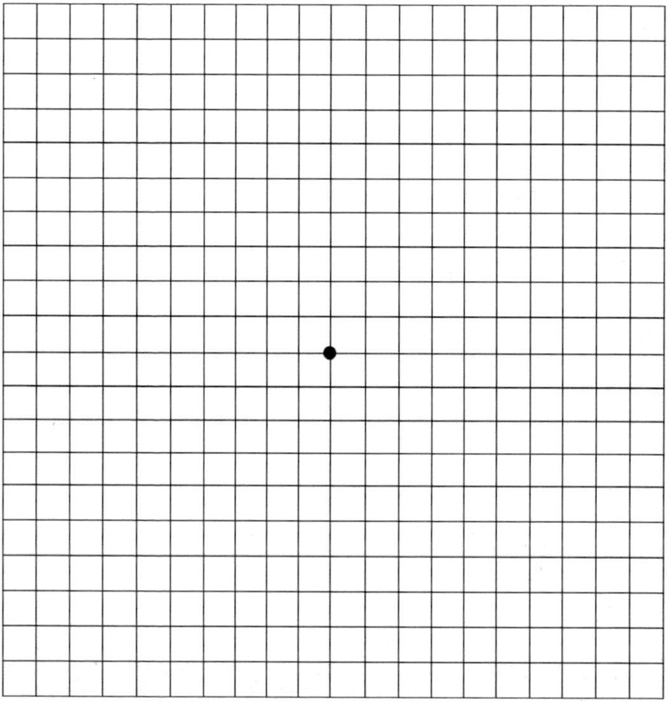

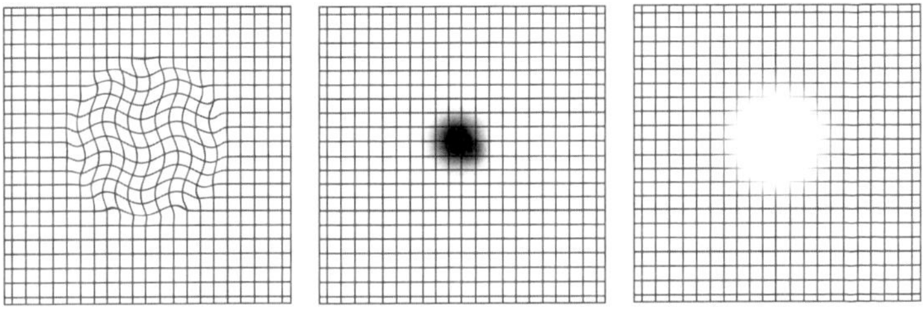

Links: verzerrte Linien durch Defekte am Augenhintergrund
Mitte: zentraler Schatten durch defekte Macula
Rechts: helle oder graue Flächen durch Defekte an der Macula oder durch Medientrübungen

Der Amsler-Test ersetzt keine Vorsorgeuntersuchung beim Augenarzt. Er kann nur erste Anhaltspunkte für eine Augenerkrankung liefern. Wenn Sie das Gitter ohne Einschränkung wahrnehmen, schließt das keine Augenerkrankung aus. Ab dem 40. Lebensjahr sollten Sie einmal jährlich Ihre Augen beim Augenarzt überprüfen lassen.

Um Ihre Augen zu schützen, empfehle ich Ihnen die folgenden Augenübungen.

PALMIEREN

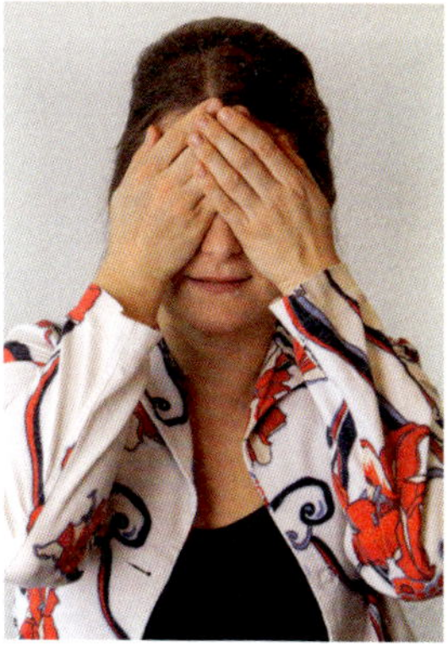

Wirkung: Der Sehfarbstoff kann wieder aufgebaut werden. Die Augen regenerieren sich. Es handelt sich um eine der effektivsten Augenübungen bei Bildschirmarbeit.

Ablauf: Reiben Sie Ihre beiden Hände so lange aneinander, bis sie angenehm warm sind. Legen Sie die Finger der einen Hand über die Finger der anderen Hand, sodass ein umgekehrtes V entsteht. Legen Sie die Finger auf die Stirn, und bilden Sie mit den Handinnenflächen Höhlen für die Augen. Die Handballen berühren sanft den Oberkiefer. Stützen Sie die Ellbogen auf einem Tisch ab, und schließen Sie Ihre mit den Händen abgedeckten Augen. Atmen Sie tief ein und aus, und genießen Sie für etwa 30 Sekunden die Dunkelheit. Lassen Sie die Augen zunächst geschlossen, wenn Sie die Hände nun vorsichtig vom Gesicht entfernen. Öffnen Sie dann sanft und behutsam mit blinzelnden Bewegungen Ihre Augen. Wiederholen Sie diese Übung, sooft es Ihnen möglich ist. An einem Bildschirmarbeitsplatz sollte sie mindestens einmal pro Stunde durchgeführt werden.

Übungsdauer: ca. 1 Minute

Steigerung der Wirkung: Konzentrieren Sie sich auf die Farbe Schwarz. Führen Sie die Übung einige Minuten lang durch. Verwenden Sie in Ihrer Mittagspause für etwa 10 Minuten eine Schlafmaske, um sich komplett von äußeren Reizen zu befreien.

SONNÜBUNG

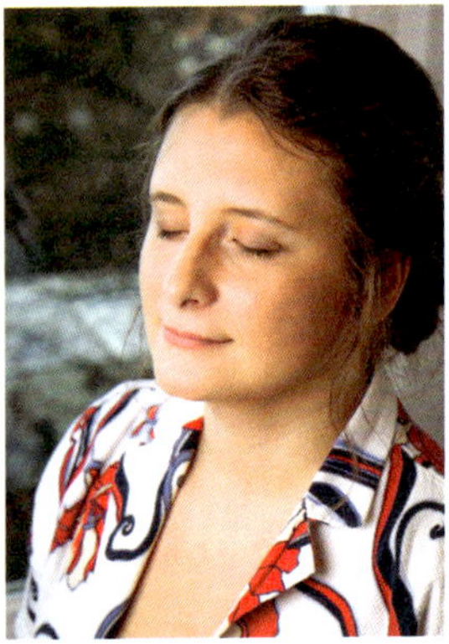

Wirkung: Das Sonnenlicht enthält alle Regenbogenfarben und ist für unsere Augen und den ganzen Körper das gesündeste Licht. Das volle Spektrum des Sonnenlichtes hilft bei der Regenerierung der Augen, am besten bei Sonnenauf- und -untergang. Führen Sie die Sonnübung außer in den dunklen Wintermonaten nicht während der Mittagszeit durch, da die Sonnenstrahlen dann zu stark sind.

Ablauf: Öffnen Sie das Bürofenster, wenn die Sonne gerade in Ihr Büro scheint, und nehmen Sie ein paar tiefe Atemzüge. Schließen Sie Ihre Augen, und wenden Sie Ihr Gesicht zur Sonne. Drehen Sie langsam den Kopf von rechts nach links und von links

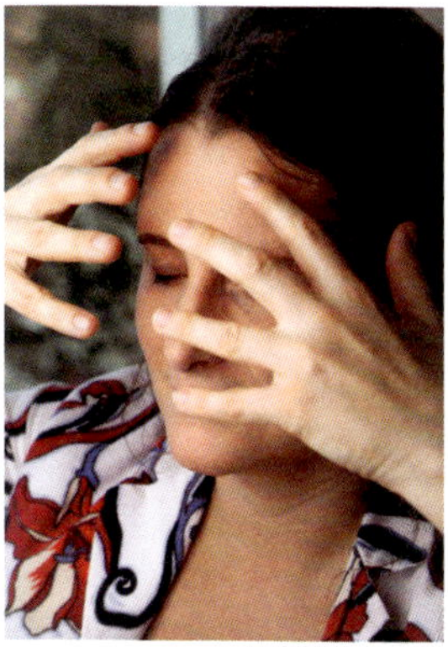

nach rechts – hin und her. Genießen Sie die Wärme der Sonne. Bewegen Sie den Kopf auf und ab. Abschließend können Sie kreisende Bewegungen mit dem Kopf durchführen. Die Augen bleiben für die komplette Übungsdauer geschlossen. Drehen Sie sich nach etwa 30 Sekunden um, sodass die Sonne nun in Ihr Genick scheint. Bedecken Sie Ihre Augen mit den Händen, und palmieren Sie nun für 30 Sekunden. Danach lassen Sie die Augen geschlossen und lösen sanft und behutsam die Hände von Ihrem Gesicht. Öffnen Sie vorsichtig mit blinzelnden Bewegungen Ihre Augen.

Übungsdauer: ca. 1,5 Minuten

Steigerung der Wirkung: Nachdem Sie den Kopf in alle Richtungen gedreht haben, wenden Sie den Kopf erneut mit geschlossenen Augen geradeaus zur Sonne. Bewegen Sie nun Ihre gespreizten Finger wie einen Fächer vor dem Gesicht auf und ab sowie hin und her. So entsteht ein Licht- und Schattenspiel auf der Netzhaut. Dies fördert die Durchblutung im Auge. Palmieren Sie anschließend ca. 1 Minute lang.

Die Wellenlänge des sichtbaren Lichtes reicht von 380 bis 780 Nanometer. Das menschliche Auge hat seine beste Sehkraft bei 555 Nanometern, das entspricht einem hellen Gelbgrün. Deshalb ist diese Farbe auch wichtig für unsere Augen. Im Spektrum von künstlichen Lichtquellen ist sie kaum bis gar nicht vorhanden. Der größte Anteil liegt hier im Wellenlängenbereich von 430 bis 470 Nanometern.

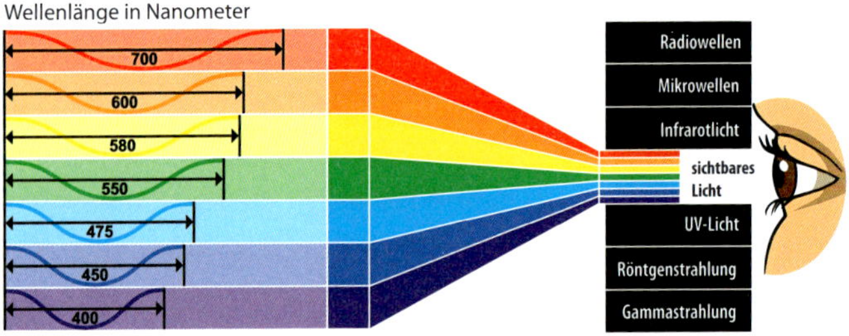

Das Sonnenlicht setzt sich aus folgenden Strahlungen zusammen:

- ca. 46 % sichtbares Farbspektrum von 380 bis 780 Nanometer
- ca. 49 % Infrarotlicht
- ca. 5 % UV-Licht

An der Abbildung auf der rechten Seite können Sie erkennen, dass der Bereich, der bei künstlichen Lichtquellen den Hauptbestandteil ausmacht, im Sonnenlicht nur eine untergeordnete Rolle spielt. Für die Gesunderhaltung der Augen und unseres gesamten Körpers ist es wichtig, dass unsere Augen das komplette natürliche Farbspektrum absorbieren können. In künstlichem Licht sind viele Farben jedoch gar nicht enthalten.

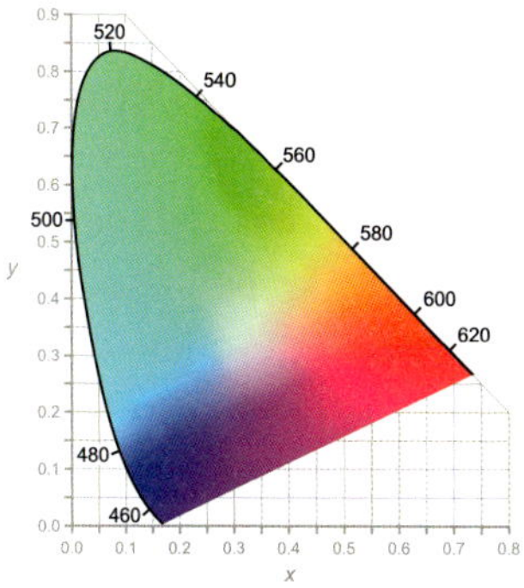

Zusammensetzung des Sonnenlichtes zur Mittagszeit

Das Licht hat über die Hormondrüsen Einfluss auf unseren ganzen Organismus, denn sie werden von Zirbeldrüse und Hypophyse gesteuert, die auf das von den Augen aufgenommene Licht reagieren. Die Zirbeldrüse ist für die Produktion des Entspannungshormons Melatonin verantwortlich. Bei Dunkelheit wird es ausgeschüttet, und der Körper kommt zur Ruhe. Die Hypophyse hingegen ist für die Stresshormone Adrenalin, Noradrenalin und Cortisol zuständig. Ist das ins Auge einfallende Licht unausgewogen, stört dies unsere Hormonproduktion. Die Augen ermüden, das Gehirn und das Sehzentrum werden belastet, und auch das Immunsystem wird geschwächt. Der Körper bildet unter Kunstlichteinwirkung weitaus mehr Stresshormone, worunter auch die Stimmung leidet und was sogar in Depressionen münden kann. Dies führt häufig zu Ausfällen und erhöhtem Krankenstand. Weitere Folgen sind Konzentrations- und Erinnerungsschwächen, Schlafstörungen, Müdigkeit, Stimmungsschwankungen, geringes Selbstvertrauen, Herz-Kreislauf-Erkrankungen, Osteoporose und negative Gedanken und Gefühle.

Farbwahrnehmung

Wird ein weißes Papier mit Licht bestrahlt, so reflektiert es alle Farben in gleicher Intensität. Dadurch gelangen alle Wellenlängen ins Auge, und das Papier erscheint uns weiß. Eine schwarze Fläche hingegen reflektiert kein Licht. Es wird in Wärmeenergie umgewandelt und komplett absorbiert. Wird ein farbiges Papier mit Licht bestrahlt, dann wird ein Teil der Wellenlängen reflektiert – nämlich die Farbe, in der das Papier zu sehen ist. Alle anderen Wellenlängen werden absorbiert. Den elektrischen Impuls, in den das Auge die Wellenlängen umwandelt, interpretiert unser Sehzentrum dann als die jeweilige Farbe.

Farbwahrnehmung schwarz

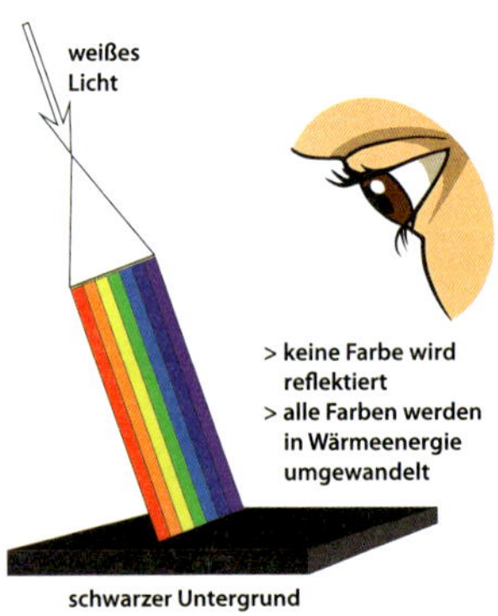
weißes Licht
> keine Farbe wird reflektiert
> alle Farben werden in Wärmeenergie umgewandelt
schwarzer Untergrund

Farbwahrnehmung weiß

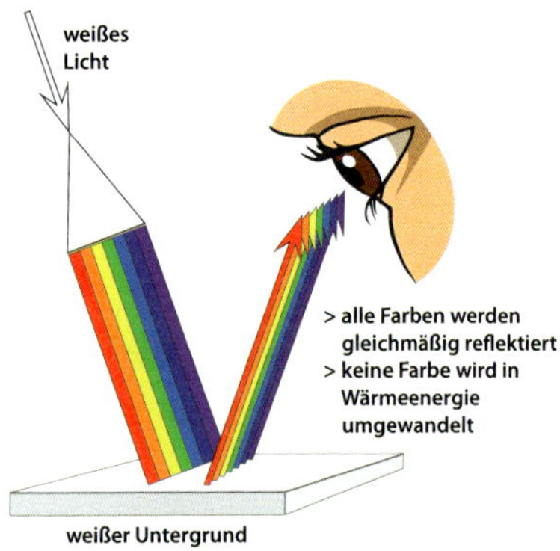

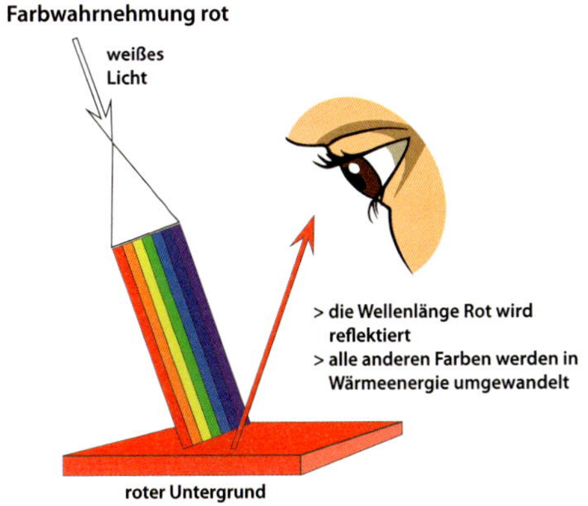

FARBE TANKEN

Wirkung: Einige Großraumbüros sind so konzipiert, dass man die Fenster nicht mehr selbst öffnen und schließen kann. Man hat also keinen Zugang zu Tageslicht, denn die Glasscheiben absorbieren ebenfalls einen Teil des sichtbaren Spektrums. Zusätzlich verhindern oftmals Jalousien oder Scheibentönungen den Lichteinfall. Hier können kurze Übungen mit farbigen Gegenständen (z. B. Tonpapier) helfen.

Ablauf: Sie benötigen farbiges Tonpapier oder andere Gegenstände. Am besten eignen sich die Farben Türkis, Grün, Gelb, Orange und Rot. Bedecken Sie ein Auge mit einer Augenklappe oder Ihrer

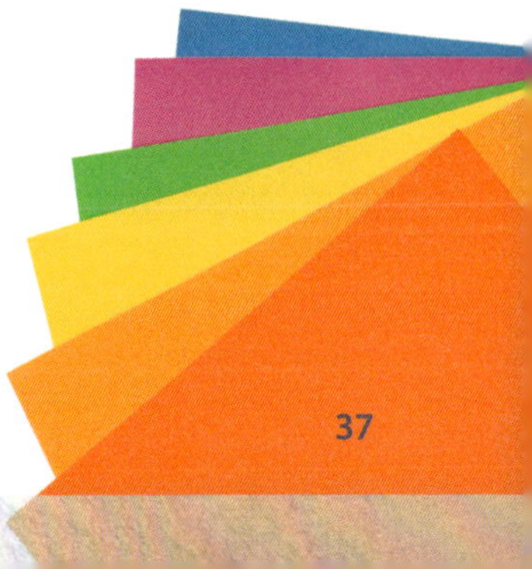

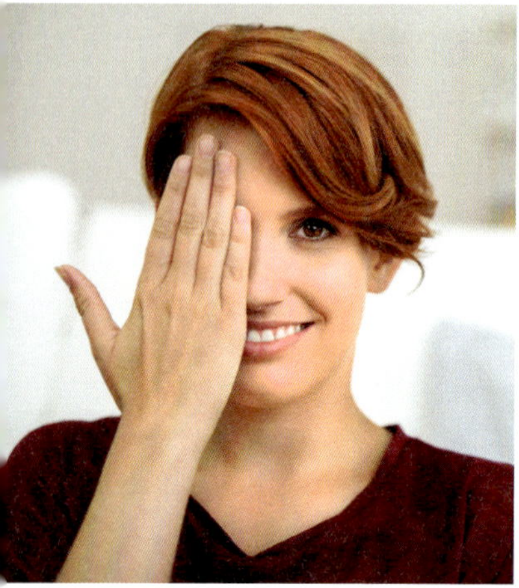

Handfläche. Blicken Sie nun für etwa 30 Sekunden auf das farbige Papier, und reiben Sie gleichzeitig mit der anderen Hand sanft Ihren Hinterkopf auf Augenhöhe. Hier befindet sich das Sehzentrum. Wechseln Sie das Auge. Palmieren Sie im Anschluss für etwa 30 Sekunden, damit der abgebaute Sehfarbstoff neu gebildet werden kann. Wiederholen Sie diese Übung nach einer Stunde mit einer anderen Farbe.

Bitte machen Sie die Farbübung ausschließlich mit natürlichen, nicht leuchtenden Gegenständen. Diese reflektieren ein für das Auge gesundes Licht. Eine farbige Fläche auf dem Monitor anzuschauen, ist nicht sinnvoll, weil sie eine andere Zusammensetzung hat und das Betrachten das Auge nicht erholt, sondern vielmehr anstrengt.

Übungsdauer: ca. 1,5 Minuten

Intensivierung der Wirkung: Verwenden Sie eine Vollspektrumlampe, und beleuchten Sie das farbige Papier damit.

Zusätzlich können Sie sich durch die folgenden Maßnahmen vor dem schädlichen Einfluss des Kunstlichtes schützen.

Vollspektrumlampen: Vollspektrumlicht oder Tageslichtlampen sind eine Alternative zu herkömmlichen Beleuchtungsarten. Diese Leuchtkörper strahlen das volle Farbspektrum sowie einen kleinen UV-Lichtanteil ab. Sie sind damit dem Sonnenlicht zur Mittagszeit sehr ähnlich. Auch das UV-Licht ist in geringer Dosis lebensnotwendig für unsere Augen und den Körper. Eine Vollspektrumlampe hat eine ähnlich positive Wirkung für die Augen wie das Sonnenlicht und kann z. B. als Zusatzlicht im Büro Platz finden. Es vermischt sich mit dem künstlichen Licht und bietet dem Körper einen Ausgleich zu dem unausgewogenen Farbspektrum.

Bildschirmfolien: Sie können das vom Monitor abgestrahlte blauwellige Licht reduzieren, indem Sie eine Bildschirmfolie auf den Bildschirm aufbringen. Sie verändert das Farbspektrum und schützt das Auge. Solche Folien sind auch für Handys erhältlich.

Leichte Tönungen in Brillen: Wer für die Bildschirmarbeit ohnehin eine Brille benötigt, kann diese mit einer sanften, ca. 12-prozentigen Tönung versehen lassen. Dadurch wird das blauwellige Licht herausgefiltert.

Tragen von Sonnenbrillen reduzieren: Die Sonnenbrille hingegen ist ein reiner Modeartikel. Wird sie häufig getragen, steigt die Lichtempfindlichkeit. Sollten Sie sehr lichtempfindlich sein, rate ich Ihnen, öfter die Sonnübung (siehe S. 32) durchzuführen. Auch ein Vitamin-B_2-Mangel kann zu einer Lichtempfindlichkeit führen. Überprüfen Sie dies durch eine Blutuntersuchung. Bitte setzen Sie Sonnenbrillen nur dann auf, wenn dies wirklich notwendig ist, z. B. im Urlaub am Strand oder beim Skifahren. Denn das Sonnenlicht ist wichtig und gesund für unsere Augen. Übrigens filtern auch ungetönte Brillen teilweise den UV-Anteil des Lichtes, weshalb eine dunkle Tönung in unseren Breitengraden – außer bei Schnee und am Wasser – nicht notwendig ist.

Blaulichtschutzbrillen: Wenn sie kein Brillenträger sind und auch keine Bildschirmbrille benötigen, können Sie statt der Folien auch eine Blaulichtschutzbrille tragen. Diese haben in der Regel eine stärkere Gelbtönung, die dafür sorgt, dass das energiereiche Licht nicht ins Auge eindringen kann. Berufsgruppen, die eine genaue Farbunterscheidung benötigen, können diese Brillen und Folien nicht verwenden, da beide den Farbeindruck verfälschen.

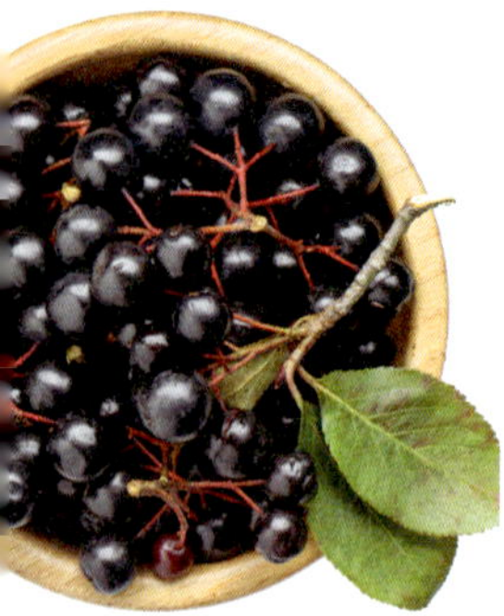

Einnahme von Lutein und Zeaxanthin und Vitamin A: Lutein und Zeaxanthin sind Vitamine, die z. B. in Heidel- und Aroniabeeren vorkommen. Der regelmäßige Konsum dieser Beeren hilft dem Auge, einen natürlichen Schutz gegen das kurzwellige Licht aufzubauen. Essen Sie mindestens eine Handvoll Beeren täglich. Alternativ können Sie auch Aroniabeerensaft trinken, denn frische Beeren sind ja nicht das ganze Jahr über verfügbar.

Einnahme von OPC: OPC ist die Abkürzung von oligomere Procyanidine. Diese Flavonole sind z. B. in der Aroniabeere und in Traubenkernen enthalten. Sie haben einen sehr herben Geschmack und sind deshalb nicht besonders beliebt. Allerdings wirken sie stark antioxidativ und helfen dem Auge, sich zu regenerieren. Die Einnahme von OPC ist bei Maculadegeneration empfehlenswert, denn sie können geschädigte Arterien reparieren und Schädigungen vorbeugen. Ich bin zwar ein Fan von natürlicher, gesunder Ernährung, aber die benötigte Menge können Sie kaum mit der Nahrung zu sich nehmen. Daher sind Lutein, Zeaxanthin, Vitamin A und OPC als hochwertige Nahrungsergänzungsmittel durchaus sinnvoll.

Im Dunkeln schlafen: Für den Sehprozess benötigen die Augen nicht nur Licht, sondern auch Dunkelheit, denn das Sehpurpur, das sich dabei verbraucht, wird erst wiederaufgebaut, wenn die Augen Dunkelheit wahrnehmen. Während einer ununterbrochenen Lichteinstrahlung sind die Sehzellen von der Nährstoffzufuhr abgeschnitten. In einer Dunkelphase – und ist sie auch noch so kurz – nehmen sie wieder Nährstoffe auf, und die Sehkraft regeneriert sich.

Kurze Tipps für zwischendurch:

- Lenken Sie die Augen in einen schattigen Bereich.
- Blinzeln Sie häufiger.
- Schließen Sie die Augen bewusst für 30 bis 60 Sekunden, oder decken Sie sie mit den Händen ab.
- Schlafen Sie nur in komplett abgedunkelten Räumen, oder verwenden Sie eine Schlafmaske.

Tragen von Farbbrillen: Das Tragen von qualitativ hochwertigen Farbbrillen in der Freizeit oder in der Mittagspause ist eine Alternative zur Farbübung. Diese Brillen gibt es in den Regenbogenfarben Rot, Orange, Gelb, Grün, Gelbgrün, Türkis, Dunkelbau, Magenta, Indigo und Purpur. Jede Farbe hat unterschiedliche positive Wirkungen auf das Sehen und auf den Körper. Da die Brille individuell auf Ihre Bedürfnisse ausgelegt sein sollte, empfehle ich die jeweilige Farbe erst nach einer kurzen Anamnese. Schreiben Sie mich einfach an.

Chromatische Aberration des Auges

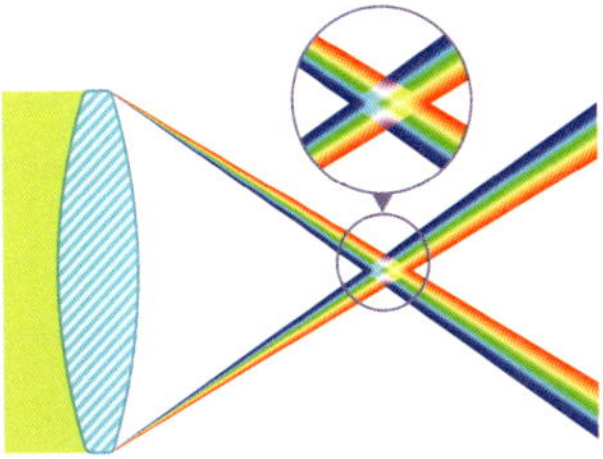

Um das Licht aus der Umgebung auf die Netzhaut unseres Auges zu bringen, besitzt unser Auge zum einen die durchsichtige Hornhaut, zum anderen im Augeninneren die Augenlinse. Diese Linse ist elastisch und konvex, sodass sie die Lichtstrahlen bündelt. Wie jede andere optische Linse ist sie nicht abbildungsfehlerfrei. Da die unterschiedlichen Farbfrequenzen unterschiedlich stark gebrochen werden, entsteht eine kleine Abweichung im Auge, die chromatische Aberration. Etwa mittig im Farbspektrum liegt der Bereich von 555 Nanometern (Gelbgrün), und Strahlen dieser Frequenz treffen exakt auf unsere Netzhaut auf. Rotes Licht wird hinter der Netzhaut und blaues Licht vor der Netzhaut abgebildet. Auf Bilder hinter der Netzhaut kann sich die Linse durch die Akkommodation einstellen. Doch alles, was vor der Netzhaut abgebildet wird, nehmen wir verschwommen wahr. Diesen Effekt bemerken viele beim Autofahren in der Nacht, da sich auch dabei die Zusammensetzung des Lichtes zum blauen Anteil hin verschiebt. Das Resultat ist eine leichte Kurzsichtigkeit, die durch die stärkere Brechung des blauwelligen Lichtes entsteht.

Augenfreundliche Einstellung des Monitors

Die Darstellung auf dem Bildschirm trägt dazu bei, wie stark sich die Augen anstrengen müssen. Wichtig ist eine gute Erkennbarkeit der Schrift. Hierfür sollte ein starker Kontrast zwischen Schrift und Hintergrund bestehen.

Beachten Sie folgende Regeln bei der Einstellung Ihres Monitores:

› Wählen Sie für die Schrift dunkle Farben wie Schwarz, Dunkelblau oder Dunkelgrün. Das bietet einen guten Kontrast zum hellen Hintergrund.
› Wählen Sie Pastellfarben für den Hintergrund.
› Grelle Farben sind sowohl für die Schrift als auch für den Hintergrund ungeeignet. Sie strengen die Augen an.
› Passen Sie die Bildschirmhelligkeit dem Umgebungslicht im Raum an:
  - In hellen Räumen muss der Monitor heller gestellt werden.
  - In dunklen Räumen sollte die Monitorhelligkeit verringert werden.
› Stellen Sie den Monitor im 90-Grad-Winkel zum Fenster auf.
› Vermeiden Sie, den Monitor direkt vor ein Fenster zu stellen. Das strengt die Augen an.
› Vermeiden Sie Reflexionen der Sonne auf dem Monitor.
› Verwenden Sie matte Bildschirmoberflächen.

Grauer Star durch ungesundes Licht

Die Augenlinse ist nicht nur für das Scharfstellen auf unterschiedliche Entfernungen zuständig, sie hat auch die Funktion, die empfindliche Netzhaut zu schützen. Dazu kann sie ihre Struktur so verändern, dass sie weniger Licht ins Auge lässt. Da das kurzwellige Blaulicht von Monitoren unausgewogen ist und die Netzhaut schädigen kann, kommt es bei einer Dauerbelastung vor, dass die Linse sich eintrübt – sie bildet den grauen Star. Kein Wunder, dass diese Erkrankung inzwischen immer mehr und auch immer jüngere Menschen betrifft. Und das, wo doch alle ihre Augen durch Sonnenbrillen vor der Sonne schützen. Das verschriene UV-Licht kann folglich nicht die Ursache des grauen Stars sein – zumal die meisten Menschen kaum Zeit in der freien Natur und viel Zeit in geschlossenen Räumen verbringen.

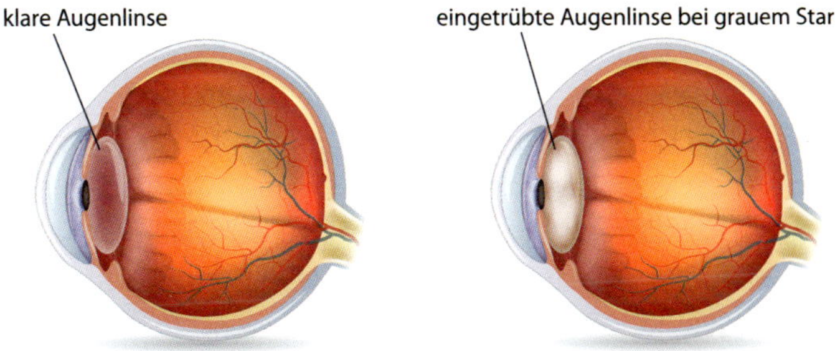

Tipps zum Entstressen bei Glaukom:

Das Glaukom ist eine häufige Begleiterkrankung bei chronischem Stress. Man kann natürlich mit einigen Möglichkeiten, darunter auch das Zinnkrautbad, das ich Ihnen ans Herz legen möchte, Einfluss auf den Druck im Auge nehmen. Allerdings ist es immer die beste Lösung, die Ursache zu kennen und auch hier Veränderungen einzuleiten. Stress und Druck sind nicht immer nur negativ zu sehen. Denn wir brauchen Stress, um Leistung bringen zu können. Dieser positive Stress ist es allerdings nicht, der den Druck im Auge steigen lässt. Es ist das Zuviel an negativ empfundenem Stress, der durch viele Faktoren hervorgerufen werden kann. Am wichtigsten ist es, eine gesunde Balance zwischen Anspannung und Entspannung herzustellen. Gerade bei Selbstständigen und bei Personen, die ihren Beruf als Berufung ansehen, kann dies dazu führen, dass aus Liebe zum Job keine Pausen mehr gemacht werden. Das geht über eine gewisse Zeit auch gut, denn unser Körper ist belastbar. Wird dies allerdings über Jahre hinweg praktiziert, kann es dazu führen, dass solch hoch engagierte Mitarbeiter oder Unternehmer sich nach Jahren dann chronisch müde, verspannt und antriebslos fühlen und kaum noch Spaß am Leben empfinden. Wichtig ist, rechtzeitig auf den eigenen Körper zu hören und darauf zu achten, wie oft man in Stresssituationen gerät, zu analysieren, was die Auslöser für Stress sind, wie viele Stressfaktoren vorhanden sind und wie lange und wie intensiv diese Faktoren auf den

Menschen wirken. Nun sind wir Menschen alle unterschiedlich. Was für den einen sehr schön und angenehm ist, kann für einen anderen schon Stress bedeuten. Folgende Faktoren sollten geprüft und gegebenenfalls zum Positiven geändert werden, damit der Stress und somit der Augeninnendruck sinkt: Zeit- und Leistungsdruck, Doppelbelastung durch Familie und Beruf, Konflikte mit Kollegen, Kunden, Familienangehörigen, Krankheitsfall/Pflegefall in der Familie, Menschenmassen (z. B. bei Fahrten mit öffentlichen Verkehrsmitteln oder in Ballungsgebieten), eigene Unzufriedenheit, Informationsüberflutung, Konflikte in Beziehungen oder mit Kindern, ungerechtfertigte Kritik, zu wenige Erholungsphasen, auch das Gefühl, im Alltag immer »on« sein zu müssen etc.

Ich möchte bei meinem Fachgebiet der Augen bleiben, aber Ihnen dennoch gern auch Tipps geben, um Stress reduzieren bzw. vorzubeugen zu können. Wenn Sie es schaffen, eine gute Work-Life-Balance herzustellen, sind Sie nicht nur erfolgreicher im Beruf, Sie können auch wieder besser denken und haben mehr Freude am Leben. Denn Stress bewirkt nicht nur Blockaden im Denken, sondern löst auch Gefühle von Angst, Panik, Nervosität, Versagensängste, Reizbarkeit und Wut aus. Dadurch kann es zu emotionalen Ausbrüchen kommen, was weiteren Stress nach sich ziehen kann. Auch körperliche Symptome folgen, z. B. Zähneknirschen in der Nacht, Kopf- und Rückenschmerzen, Zappeln mit den Füßen oder auch ein Enge-

ZINNKRAUTBAD

Zutaten: 100 Gramm Zinnkraut, 1 großer Topf, Badewanne, Ruhe

Ablauf: Das Zinnkraut bekommen Sie in einer Apotheke. Weichen Sie es über Nacht in einem großen Topf mit kaltem Wasser ein. Am nächsten Abend kochen Sie das Gemisch auf, gießen den Absud in die Badewanne und machen ein Sitzbad. Die Badetemperatur sollte 38 Grad Celsius betragen. Baden Sie im Sitzen 20 Minuten. Danach hüllen Sie sich in Ihren Bademantel und legen sich eine Stunde ins Bett. Das Bad dünstet noch nach. Innerhalb dieser Ruhezeit sinkt der Augeninnendruck.

Achtung: Bitte machen Sie nur ein Sitzbad. Das Herz sollte unbedingt frei bleiben.

Übungsdauer: ca. 1,5 Stunden

Grüner Star durch ungesundes Licht

Der grüne Star entsteht, wenn wir zu viel Stress ausgesetzt sind. Ob in Form von ungesundem Licht oder Zeit- und Leistungsdruck, führt er dazu, dass sich der Augeninnendruck erhöht. Das Kammerwasser, das in den Fortsätzen des Ziliarmuskels im Inneren der Augen gebildet wird, kann dann nicht mehr richtig ablaufen. Es dient der Versorgung des vorderen Augenabschnittes mit Nährstoffen. Da die Augenlinse und die Hornhaut keine Gefäße haben, sind sie auf das Kammerwasser angewiesen. Wenn diese Flüssigkeit nicht mehr richtig abfließen kann, erhöht sich die Konzentration im Auge – der Augeninnendruck steigt. Normalerweise liegt dieser bei 12 mm/Hg, Werte bis 18 mm/Hg gelten als tolerabel. Alles, was darüberliegt, sollte regelmäßig kontrolliert werden. Leider merkt man nicht, wenn der Augeninnendruck zu hoch ist. Erst in einem akuten Glaukomanfall, bei dem der Druck auf 50–60 mm/Hg steigt, äußert sich dies in starken Kopf- und Augenschmerzen. Dann sollte umgehend der Notarzt aufgesucht werden, denn ein Glaukomanfall kann zur Erblindung führen und ist in Deutschland der häufigste Grund hierfür. Ab dem 40. Lebensjahr sollten Sie regelmäßig die augenärztliche Vorsorgeuntersuchung durchführen lassen. Leider ist sie keine Kassenleistung mehr, aber eine sehr wichtige Präventivmaßnahme.

Ist der Druck dauerhaft erhöht, schädigt dies die Stelle, an der die Sehnervenfasern aus dem Auge laufen. Diese Stelle nennt man auch Siebplatte. Diese durchlöcherte Platte wird vom Innendruck nach außen geschoben, und die Nervenfasern werden beschädigt. Dies kann zu Sehbeeinträchtigungen führen.

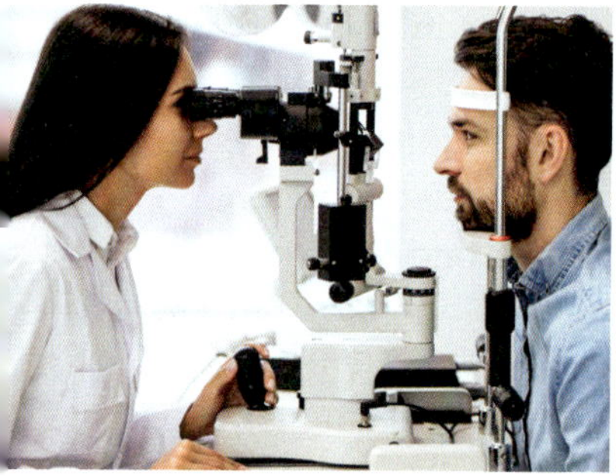

Wenn Sie an hohem Blutdruck leiden, sollten Sie besonders Acht darauf geben, wie hoch ihr Augeninnendruck ist, denn beide hängen zusammen und werden von den Nieren gesteuert. Trinken Sie präventiv täglich eine Tasse Zinnkrauttee über einen Zeitraum von 3–4 Wochen. Wiederholen Sie diese Kur zwei- bis dreimal jährlich. Auch bei bestehendem Glaukom ist dieses Naturmittel wirksam.

Besonders gefährdet, einen erhöhten Augeninnendruck zu entwickeln, sind außer Menschen mit hohem Blutdruck folgende Personengruppen:

- Weitsichtige
- stark Kurzsichtige
- Diabetes-mellitus-Betroffene
- Menschen mit weit geöffneten Pupillen
- Menschen, die regelmäßig bestimmte Medikamente einnehmen, z. B. Kortison

Die konstante Blickentfernung

Bewegen wir uns in der freien Natur, bekommen unsere Augen die unterschiedlichsten Reize, nicht nur durch Farben und Formen, sondern auch durch Objekte in unterschiedlichen Entfernungen. Durch diese Abwechslung bleibt die Augenlinse, die für das Einstellen der Augen auf unterschiedliche Distanzen zuständig ist, locker und elastisch. Vor dem Monitor ist das anders: Die meiste Zeit über blicken wir auf ein Objekt in einem gleichbleibenden Abstand. Auch wenn der Blick ab und zu auf die Tastatur oder auf andere Personen im Raum wechselt, bietet dies dem Auge nicht genügend Varianz. Dadurch verkrampft der Ziliarmuskel, der unsere Augenlinse einstellt. Wenn unsere Augen in die Ferne blicken, ist dieser Ringmuskel entspannt und locker. Er spannt sich an, wenn das Auge etwas in der Nähe fokussieren möchte. Wenn das Auge nun permanent auf ein Objekt vor uns schaut, verkrampft der Muskel.

Dies können Sie mit folgendem Versuch nachstellen: Umgreifen Sie mit einer Hand so fest, wie Sie können, einen Finger der anderen Hand. Halten Sie diese Position für 30–45 Sekunden. Öffnen und schließen Sie anschließend beide Hände mehrmals, und fühlen Sie den Unterschied in den beiden Händen. Sie werden feststellen, dass die Hand, die den Finger umgriffen hat, sich schwerer und unangenehmer anfühlt. Die andere Hand dagegen ist locker und lässt sich leicht öffnen.

AKKOMMODATIONSÜBUNG MIT DER PERLENSCHNUR

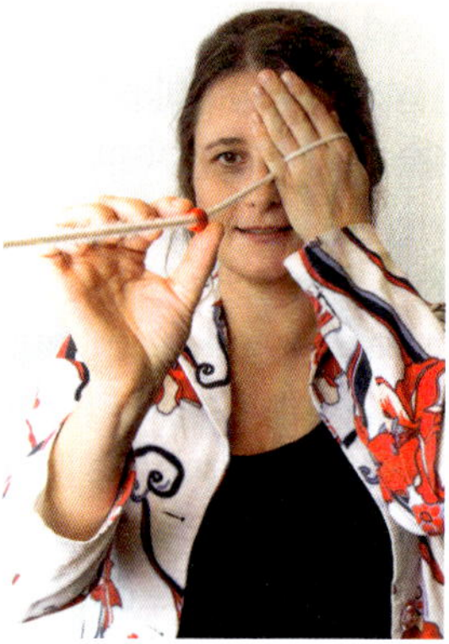

Wirkung: Mit dieser Übung trainieren Sie den Ziliarmuskel. Dieser kann sich lockern und wieder schneller auf unterschiedliche Entfernungen reagieren. Die Augenlinse wird elastischer, der Stoffwechsel der Augenlinse wird angekurbelt. Die Akkommodationsfähigkeit der Augenlinse wird erhöht.

Ablauf: Für diese Übung benötigen Sie eine Schnur von etwa 1,5 Metern Länge, auf die Sie eine durchbohrte Kugel schieben. Befestigen Sie ein Ende dieser Schnur auf Augenhöhe (z.B. an einem Fenstergriff). Nehmen Sie das andere Ende der Schnur in Ihre Hand, spannen Sie das Seil, und halten Sie das Ende direkt an Ihre Nase. Bedecken Sie ein Auge mit einer Augenklappe, lassen Sie es aber geöffnet. Wenn Sie keine Augenklappe besitzen, wickeln Sie die Schnur um Ihre Hand, indem Sie das Schnurende zwischen Daumen und Zeigefinger klemmen und die Schnur dann über die Handinnenseite laufen lassen, sodass sie vom kleinen Finger aus gespannt ist. Nun können Sie Ihr Auge mit der Hand, die die Schnur hält, bedecken. Greifen Sie die Kugel mit einer Hand, und schauen Sie sie an. Ziehen Sie nun die Kugel auf Ihre Nase zu, und verfolgen Sie sie mit Ihrem Blick. Atmen Sie dabei aus. Schieben Sie die Kugel anschließend von sich weg, und atmen Sie dabei ein. Verfolgen Sie immer die Kugel, und wiederholen Sie diese Bewegung zehnmal. Bevor Sie die Augenklappe abnehmen, schließen Sie beide Augen. Legen Sie mit geschlossenen Augen die Schnur beiseite, und palmieren Sie, bevor Sie die Übung mit dem anderen Auge wiederholen.

Übungsdauer: 3 Minuten

Steigerung der Wirkung: Wiederholen Sie die Übung nach einer halben Stunde.

AKKOMMODATIONSÜBUNG MIT DER PERLENSCHNUR 2

Wirkung: Das Akkommodationsvermögen wird verbessert. Der Stoffwechsel der Augenlinse wird angeregt. Die Elastizität der Augenlinse wird erhöht.

Ablauf: Für diese Übung benötigen Sie eine etwa 2 Meter lange Schnur, auf der Sie 3 Holzkugeln in unterschiedlichen Abständen verteilen. Befestigen Sie ein Ende auf Augenhöhe, und

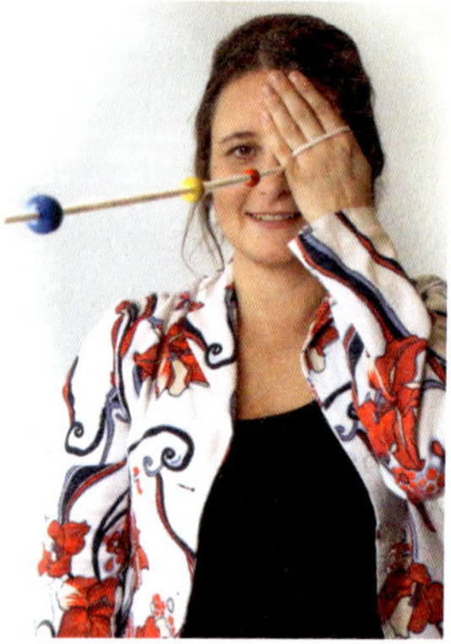

halten Sie das andere Ende stramm an Ihre Nase. Bedecken Sie ein Auge mit einer Augenklappe oder einer Handfläche, lassen Sie es aber geöffnet. Schauen Sie nun auf die Kugel, die Ihnen am nächsten ist. Richten Sie den Blick für einige Sekunden auf diese Kugel, und fixieren Sie dann der Reihe nach alle Kugeln. Danach wandert Ihr Blick wieder von Kugel zu Kugel zurück zur ersten. Wiederholen Sie die gesamte Übung fünfmal. Dann schließen Sie Ihre Augen, legen die Schnur mit geschlossenen Augen beiseite und palmieren für 20 Sekunden. Im Anschluss trainieren Sie Ihr anderes Auge.

Übungsdauer: 2 Minuten

Steigerung der Wirkung: Nehmen Sie eine längere Schnur von etwa 5 Metern, und befestigen Sie 9 Kugeln in unterschiedlichen Abständen daran.

AKKOMMODATIONSÜBUNG MIT DAUMEN ODER STIFT

Wirkung: Die Elastizität der Augenlinse wird gefördert. Die Linse wird gestärkt. Die äußeren Augenmuskeln werden gedehnt und entspannt.

Ablauf: Bedecken Sie ein Auge mit einer Augenklappe oder mit der flachen Hand. Beide Augen bleiben während der kompletten Übung geöffnet. Halten Sie einen Stift oder Ihren Daumen an Ihre Nasenspitze. Strecken Sie den Arm nun fünfmal nach vorn aus, und führen Sie die Hand dann wieder zur Nasenspitze zurück. Schließen Sie die Augen kurz.

Öffnen Sie die Augen wieder, und strecken Sie Ihren Arm nach oben und zurück. Verfolgen Sie mit Ihrem Blick den Daumen oder Stift. Wiederholen Sie diese Bewegung fünfmal. Schließen Sie die Augen kurz, und machen Sie die Übung nun mit folgenden Blickrichtungen:

- nach rechts, soweit das Gesichtsfeld reicht, und wieder zurück
- nach unten und wieder zurück
- nach links und wieder zurück
- nach rechts oben und wieder zurück
- nach rechts unten und wieder zurück

› nach links unten und wieder zurück
› nach links oben und wieder zurück

Palmieren Sie, bevor Sie im Anschluss das andere Auge auf gleiche Weise trainieren.

Übungsdauer: 2,5–3 Minuten

Steigerung der Wirkung: Verwenden Sie farbige Fingerpuppen für diese Übung, und verlängern Sie sie auf 12 Bewegungen in jede Blickrichtung.

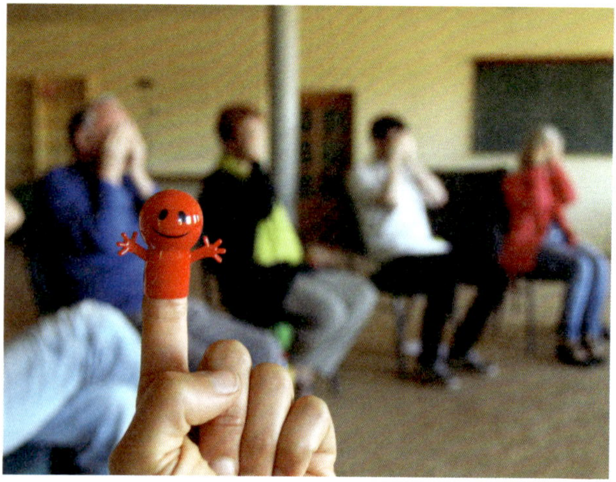

AKKOMMODATIONSÜBUNG MIT NAHLESEPROBE

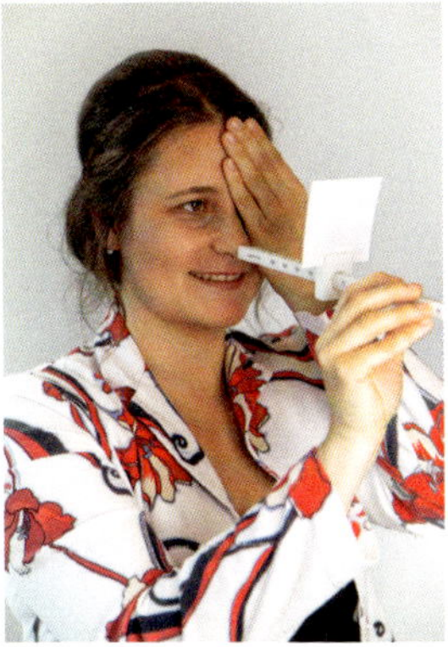

Wirkung: Mit dieser Übung steigern Sie die Fähigkeit des Auges, klein Gedrucktes zu lesen. Außerdem können Sie das, was Sie lesen wollen, näher ans Auge halten.

Ablauf: Für diese Übung benötigen Sie die Nahleseprobe, die Sie auf S. 63 finden. Decken Sie ein Auge ab, aber lassen Sie es weiterhin geöffnet. Halten Sie die Nahleseprobe in einer Hand, und strecken Sie den Arm aus. Suchen Sie nun die kleinste Zeile, die Sie in diesem Abstand lesen können. Nähern Sie die Leseprobe nun in Zentimeterschritten dem Auge, bis die Zeile verschwimmt. Suchen Sie nun in Millimeterabständen genau den Punkt, an dem Sie diese Zeile gerade noch lesen können. Dann ziehen Sie die Leseprobe einen Millimeter näher heran und versuchen dabei, die klare Sicht beizubehalten. Sie werden sehen: Mit etwas Geduld können Sie Schrift schon bald etwas näher wieder scharf lesen. Palmieren Sie kurz, und wiederholen Sie die Übung mit dem anderen Auge.

Halten Sie den Abstand schriftlich oder mit einer Markierung an einer Schnur fest. Üben Sie einige Zeit, und vergleichen Sie die Abstände. Ich bin mir sicher, Sie werden Fortschritte machen.

Übungsdauer: 1–2 Minuten

Steigerung der Wirkung: Trainieren Sie mehrmals am Tag.

20/200	E	200 FT / 61 M	1
20/100	F P	100 FT / 30.5 M	2
20/70	T O Z	70 FT / 21.3 M	3
20/50	L P E D	50 FT / 15.2 M	4
20/40	P E C F D	40 FT / 12.2 M	5
20/30	E D F C Z P	30 FT / 9.14 M	6
20/25	F E L O P Z D	25 FT / 7.62 M	7
20/20	D E F P O T E C	20 FT / 6.10 M	8
20/15	L E F O D P C T	15 FT / 4.57 M	9
20/13	F D P L T C E O	13 FT / 3.96 M	10
20/10	P E Z O L C F T D	10 FT / 3.05 M	11

Nahleseprobe

NAH-FERN-SCHWUNG

Wirkung: Durch diese Übung werden Ihre Augen trainiert, sich leichter auf verschiedene Entfernungen einzustellen. Der Ziliarmuskel kann sich lockern, und die Elastizität der Augenlinse wird erheblich gesteigert.

Ablauf: Suchen Sie sich ein Objekt in etwa 3 Metern Entfernung aus. Decken Sie ein Auge mit Ihrer hohlen Handfläche ab. Halten Sie Ihren Daumen vor sich, und umwandern Sie zunächst ihn mit einer gedachten Feder auf Ihrer Nase. Umwandern Sie nun den entfernten Gegenstand. Anschließend stellen Sie sich vor, von Ihrem Daumen zu dem entfernten Gegenstand verliefe ein Seil. Ihr Blick wandert nun an diesem Seil entlang zwischen den beiden Objekten hin und her. Achten Sie dabei auf Ihre Atmung: Bei Kurzsichtigkeit atmen Sie aus, wenn Sie von der Nähe in die Ferne wandern. Bei Weitsichtigkeit, Normalsichtigkeit oder Altersweitsichtigkeit atmen Sie aus, wenn Sie von der Ferne in die Nähe wandern. Decken Sie nun das andere Auge ab, und wiederholen Sie die Übung.

Übungsdauer: 2 Minuten

Steigerung der Wirkung: Führen Sie die Übung im Freien durch. Nehmen Sie eine lange Schnur, und spannen Sie sie zwischen einem Gegenstand und Ihrer Hand.

Kleine Tipps für den Büroalltag:

- Schauen Sie bei der Computerarbeit so oft wie möglich aus dem Fenster, und atmen Sie dabei tiefer als gewohnt ein und aus.
- Bei langem Lesen können Sie zwischendurch den Text ganz dicht ans Auge heranholen und die Arme dann wieder ausstrecken. Wiederholen Sie dies ein paar Mal, und fokussieren Sie dabei den Text, auch wenn dieser verschwimmt.
- Fixieren Sie abwechselnd mehrere Gegenstände in unterschiedlichen Entfernungen.
- Umwandern Sie Umrisse von großen Gegenständen, z. B. einen großen Besprechungstisch oder im Freien Bordsteinkanten und Zäune von der Ferne in die Nähe und wieder zurück.

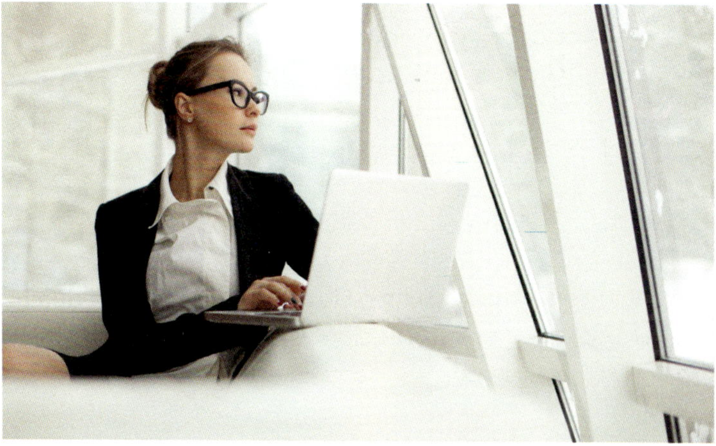

Die Zweidimensionalität

Als Fusion wird das Verschmelzen der Seheindrücke beider Augen zu einem räumlichen Bild bezeichnet. Es ist die höchste Stufe des Sehens, die nicht jeder Mensch besitzt. Sie kann aber mit den folgenden Übungen trainiert werden. Gerade durch die hohen Anforderungen an das Gehirn muss es oftmals Energie sparen. Dazu schließt es bei vielen Menschen ein Auge vom Sehvorgang einfach aus. Am Bildschirm fällt dies kaum auf, denn er ist zweidimensional, und wir benötigen kein Entfernungseinschätzen. Wenn das Gehirn bei häufiger PC-Tätigkeit das räumliche Sehen oft ausschaltet, kann es dazu kommen, dass es auch im Alltag nicht mehr eingeschaltet wird. Dies ist ein schleichender Prozess, den man nicht sofort bemerkt. Mit folgenden Übungen fördern Sie die Fusionskraft Ihres Gehirns.

ZAUBERROHR

Wirkung: Diese Übung aktiviert beide Gehirnhälften und regt die Fusion an.

Ablauf: Rollen Sie ein Din-A4-Blatt längs zu einem Rohr zusammen. Halten Sie das Rohr vor ein Auge, und schauen Sie auf ein vorher ausgewähltes Objekt. Das andere Auge wird mit der Hand abgedeckt, bleibt aber geöffnet. Schauen Sie etwa eine halbe Minute durch das Rohr, sodass sich Ihr Gehirn das Bild gut einprägen kann. Atmen Sie dabei ganz entspannt. Fahren Sie mit der Hand, die das Auge abgedeckt hat, entlang der Papierrolle nach vorn bis zum Ende des Rohrs.

Was sehen Sie in der offenen Handfläche, während Sie weiter durch das Rohr schauen? (Sie sollten ein »Loch« in Ihrer Hand wahrnehmen, durch das Sie hindurchschauen können.)

Übungsdauer: 1 Minute

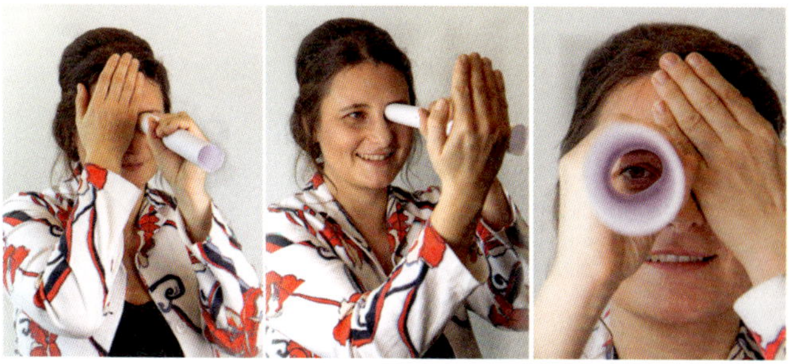

FUSIONSÜBUNG MIT DER SCHNUR

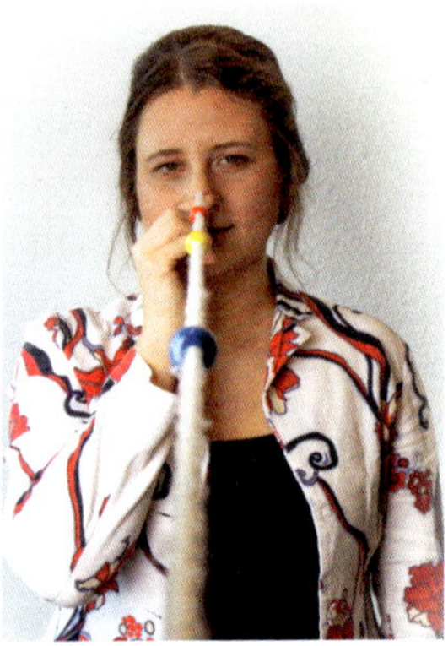

Wirkung: Die Fusion wird angeregt.

Ablauf: Sie benötigen eine Schnur mit drei Kugeln. Befestigen Sie ein Ende auf Augenhöhe, und halten Sie das andere stramm an Ihre Nase. Beide Augen sind geöffnet. Verteilen Sie die Kugeln auf der Schnur, und richten Sie den Blick auf die mittlere. Ihr Blick ist ganz weich, und Sie atmen entspannt. Wenn Sie die mittlere Kugel betrachten, sollten Sie wahrnehmen, dass sich die Schnur in dieser Kugel teilt. Dadurch verdoppeln sich die vordere und die hintere Kugel.

Übungsdauer: 1 Minute

Steigerung der Wirkung: Verwenden Sie eine längere Schnur, und bringen Sie 5 oder mehr Kugeln an.

Interpretation des Gesehenen:

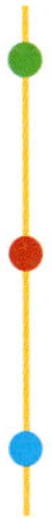

Es wird nur mit einem Auge gesehen, das Bild des anderen Auges wird vom Gehirn unterdrückt. Wenn der Seheindruck beim Abdecken eines Auges unverändert bleibt, dann verarbeitet das Gehirn nur den Seheindruck des Auges, das nun unbedeckt ist. Springen die Kugeln beim Abdecken, dann hat zuvor das nun bedeckte Auge gesehen.

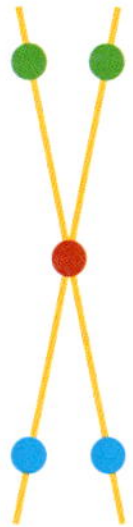

Hundertprozentiges Fusionsvermögen beider Augen. Die Gehirnhälften und die Augen sind optimal miteinander verschaltet. Dreidimensionales Sehen ist möglich.

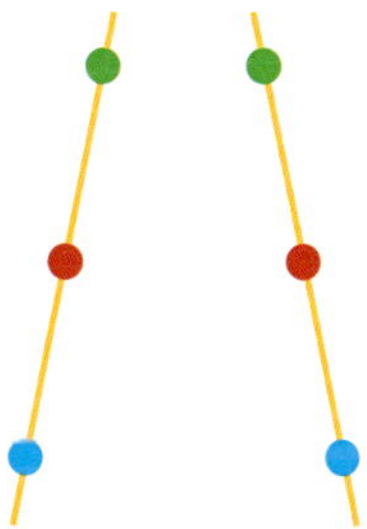

Alternierendes Sehen – der Seheindruck wechselt, d. h., die Schnur wird abwechselnd aus unterschiedlichen Perspektiven wahrgenommen. Mal sieht das eine Auge, mal das andere, aber das Bild wird nicht verschmolzen.

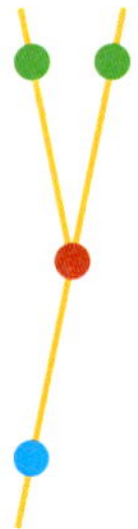

In der Nähe wird ein Seheindruck vom Gehirn unterdrückt, in der Ferne nicht. Fehlt die rechte Kugel, wird das linke Auge unterdrückt, fehlt die linke, wird das rechte Auge unterdrückt.

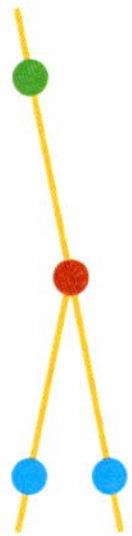

Ein Auge wird in der Ferne vom Gehirn unterdrückt, nicht jedoch in der Nähe. Fehlt die rechte Kugel, wird das rechte Auge unterdrückt, fehlt die linke, wird das linke Auge unterdrückt.

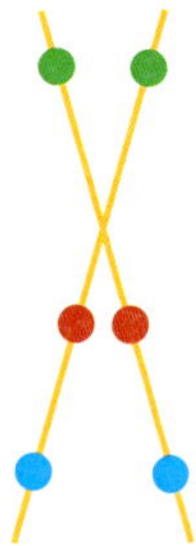

Akkommodation (Einstellungsfähigkeit der Augenlinse auf unterschiedliche Entfernungen) und Konvergenz (Einwärtsdrehen der Augen, um einen Punkt zu fixieren) sind nicht im Einklang. Beide Vorgänge sind gekoppelt, damit in allen Entfernungen räumliches Sehen möglich ist. Ist die Schnittstelle der Schnur hinter der mittleren Kugel, sind Akkommodation und Konvergenz zu schwach. Ist sie davor, ist die Konvergenz zu stark.

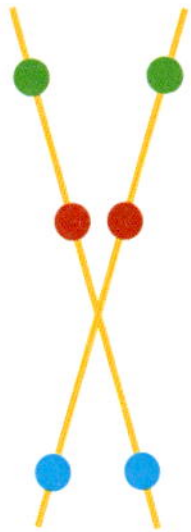

Es kann auch sein, dass Sie unkonzentriert waren und nicht direkt auf die mittlere Kugel geblickt haben.

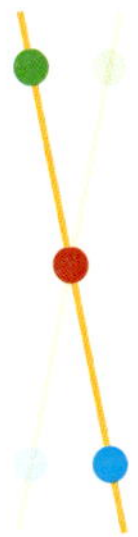

Die Sehleistung ist durch eine Fehlsichtigkeit, eine Amblyopie (keine volle Sehleistung) oder eine Augenerkrankung mit Sehminderung auf einem Auge reduziert. Werden dennoch ein Kreuz und fünf Kugeln wahrgenommen, sind trotz des schwächeren Auges Fusion und somit räumliches Sehen vorhanden. Es kommt vor, dass der Seheindruck eines Auges komplett verschwindet und dann wieder auftaucht. Dann wird ein Auge teilweise unterdrückt.

Wenn Sie Abweichungen bei dieser Übung festgestellt haben, lassen Sie sich bitte nicht irritieren. Trainieren Sie, bis Sie Veränderungen wahrnehmen können. Auch die Übungen zum Verbinden beider Gehirnhälften (S. 76, 77 und 79) sind hier eine Unterstützung.

FUSIONSÜBUNG MIT DEM TRENNER

Wirkung: Mit dieser Übung werden die Seheindrücke beider Augen getrennt. Dadurch trainieren Sie das Fusionsvermögen der Augen.

Ablauf: Halten Sie den Trenner oder ein stärkeres Blatt Papier an die Mitte Ihrer Nase. Wenn Sie ein Papier verwenden, zeichnen Sie mittig auf die eine Seite eine waagerechte Linie, auf die andere Seite eine senkrechte Linie. Sie sollten bei intaktem Fusionsvermögen ein Kreuz sehen können. Wenn dies nicht der Fall ist, üben Sie, bis es Ihnen möglich ist.

Übungsdauer: 30 Sekunden

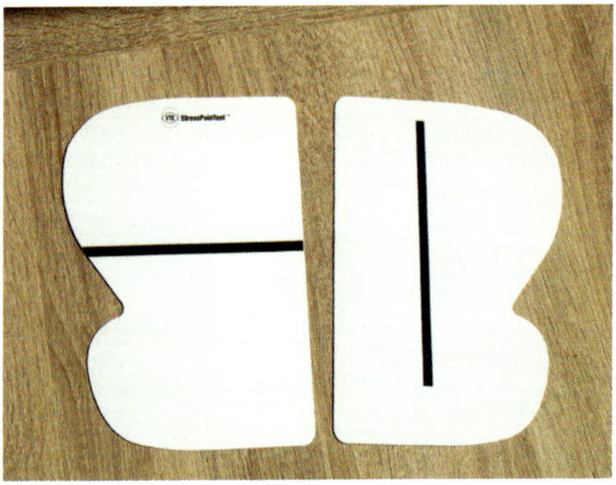

FUSIONSÜBUNG MIT TRENNER UND BILDERN

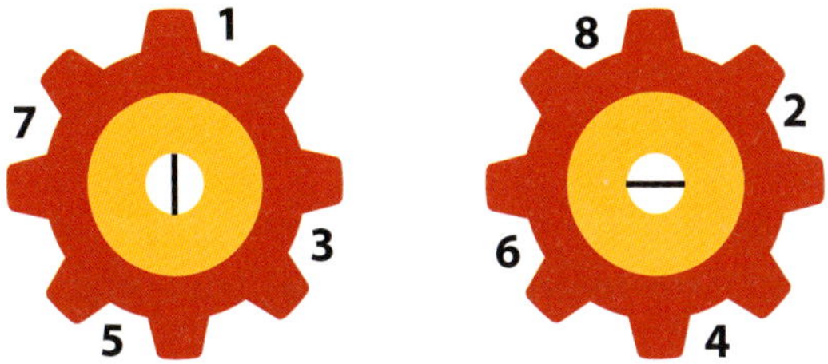

Wirkung: Durch die Trennung der Seheindrücke beider Augen wird die Fusion angeregt.

Ablauf: Halten Sie einen Trenner oder ein Din-A4-Blatt mittig zwischen die beiden oben abgebildeten Objekte. Den Trenner legen Sie nun an Ihre Nase, sodass Sie die rechte Seite des Bildes mit dem rechten Auge, die linke Seite mit dem linken Auge wahrnehmen. Die beiden Augen werden nun die beiden Objekte miteinander verschmelzen. Es sollte ein räumliches Bild entstehen.

Übungsdauer: 1 Minute

Es ist wichtig, dass die Blickrichtungen beider Augen sich im anvisierten Objekt treffen, damit das Gehirn die beiden Seheindrücke zu einem Bild verschmelzen kann. Da diese Funktion durch die Arbeit am Bildschirm geschwächt wird, sollten Sie sie immer wieder trainieren.

VERGENZTRAINING MIT DER SCHNUR

Wirkung: Die Kopplung von Akkommodation und Vergenz wird gestärkt. Die Fusionskraft und das räumliche Sehen werden trainiert.

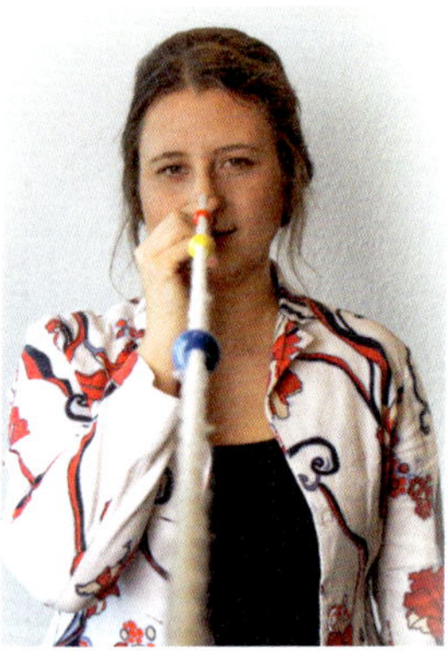

Ablauf: Sie benötigen eine längere Schnur, auf die mindestens drei Kugeln aufgefädelt sind. Verteilen Sie diese gleichmäßig. Fokussieren Sie zunächst die Ihnen naheliegendste Kugel. Sie sollten sie nun einfach sehen, alle anderen Kugeln doppelt. Wandern Sie mit dem Fokus zur mittleren Kugel. Nun sollten Sie diese einfach, die anderen doppelt sehen. Nun fokussieren Sie die Kugel, die am weitesten von Ihnen entfernt ist. Auch diese sollte nun zu einer Kugel zusammenschmelzen, die anderen Kugeln sich verdoppeln. Wandern Sie wieder zurück, bis Sie jede Kugel dreimal fokussiert haben.

Übungsdauer: 1 Minute

Steigerung der Wirkung: Verwenden Sie eine längere Schnur, und fädeln Sie bis zu acht Kugeln auf. Verlängern Sie entsprechend die Trainingszeit.

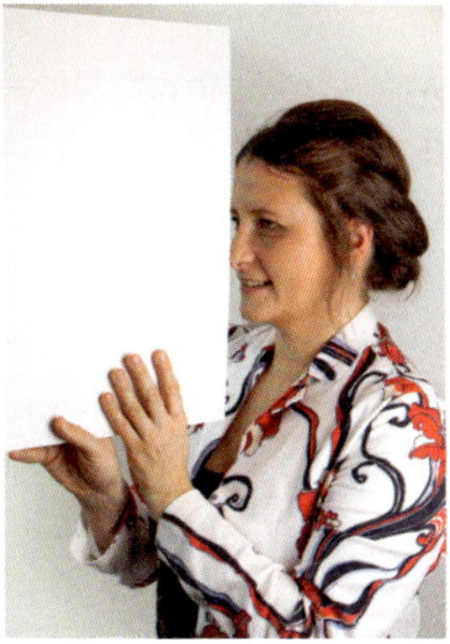

Vielleicht können Sie sich mittlerweile vorstellen, dass 80 % des Sehprozesses im Gehirn stattfindet. Wenn Sie Ihr Gesichtsfeld mittig teilen, wird alles, was sich rechts befindet, in den Augen links abgebildet. Alles, was sich im linken Gesichtsfeld befindet, wird rechts abgebildet. Nach der Sehnervenkreuzung, dem Chiasma, verlaufen die Informationen aus dem rechten Gesichtsfeld beider Augen in die linke Gehirnhälfte, die Informationen aus dem linken Gesichtsfeld in die rechte Gehirnhälfte. Daher müssen beide Gehirnhälften optimal miteinander arbeiten, um sowohl das seitliche Sehen als auch das räumliche Sehen zu ermöglichen. Mit den folgenden Übungen können Sie die beiden Gehirnhälften miteinander verbinden.

DIE LIEGENDE ACHT

Wirkung: Mit dieser Übung können Sie Ihre beiden Gehirnhälften verbinden, die Dominanz einer Gehirnhälfte wird ausgeglichen. Außerdem fördert die Übung die Mikrobewegungen der Augen. Die äußeren Augenmuskeln werden entspannt.

Ablauf: Nehmen Sie einen Stift oder eine Fingerpuppe in die Hand, und zeichnen Sie auf Augenhöhe eine liegende Acht in die Luft. Beginnen Sie in der Mitte der Acht, und wandern Sie immer zuerst nach oben. Verfolgen Sie die Spitze des Stiftes nur mit Ihren Augen, der Kopf sollte sich dabei nicht bewegen. Führen Sie diese Übung sehr langsam durch, damit die Augen der Form in fließenden Bewegungen nachsehen können. Wiederholen Sie die Übung neunmal, und lassen Sie Ihren Blick dann aus der Mitte nach oben gehen.

Übungsdauer: 30 Sekunden

Steigerung der Wirkung: Bedecken Sie ein Auge mit einer Augenklappe oder Ihrer Hand. Führen Sie die Übung erst mit den Augen einzeln und abschließend mit beiden Augen gleichzeitig durch.

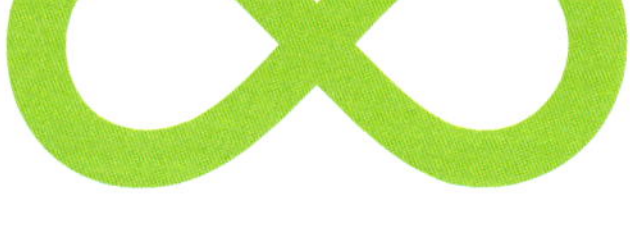

ÜBERKREUZBEWEGUNG

Wirkung: Die beiden Gehirnhälften werden miteinander verbunden. Ein Ungleichgewicht wird ausgeglichen.

Ablauf: Stellen Sie sich locker, aber gerade hin. Heben Sie den rechten Arm und das linke Bein, und führen Sie beide zueinander, bis sich Hand und Knie berühren. Dann wechseln Sie zu linkem Arm und rechtem Bein. Diese Bewegung führen Sie zehnmal pro Seite durch. Nun berühren Sie mit der rechten Hand das rechte Knie und mit der linken Hand das linke Knie. Wiederholen Sie auch diese Übung zehnmal pro Seite. Zum Abschluss machen Sie die Bewegung wieder zehnmal über Kreuz wie zu Beginn.

Übungsdauer: 1 Minute

Steigerung der Wirkung: Berühren Sie Ihr Knie mit dem Ellbogen statt mit der Hand. Führen Sie die Bewegung auch nach hinten aus: Die rechte Hand wandert zum linken Fuß und umgekehrt. Mischen Sie die Bewegung nach vorn und nach hinten.

SWITCHING-ÜBUNG

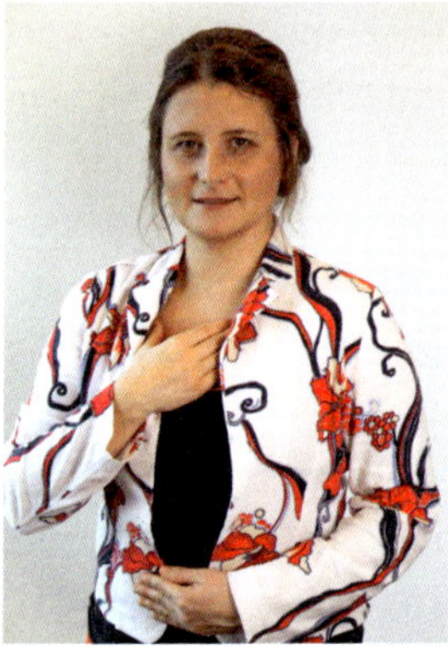

Wirkung: Die beiden Gehirnhälften werden miteinander verbunden, ein Ungleichgewicht wird ausbalanciert. Die Übung schafft neue Verknüpfungen im Gehirn und zwischen den Nervenfasern der Sehnerven, indem man an verschiedenen Stellen am Körper reibt. Sie steigert die Konzentration und das allgemeine Wohlbefinden.

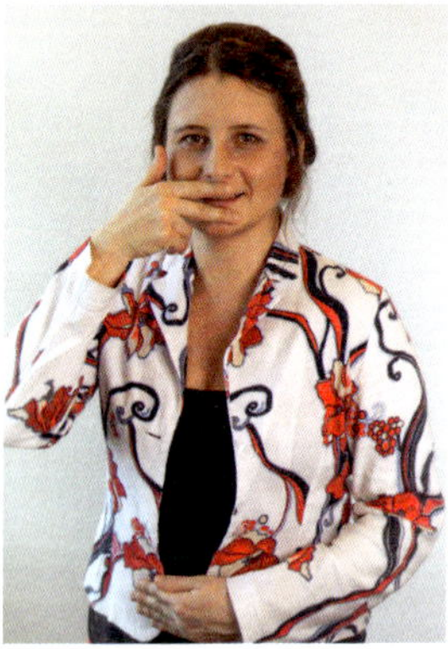

Ablauf: Stellen Sie sich aufrecht hin. Reiben Sie 30 Sekunden lang mit Daumen, Zeige- und Mittelfinger einer Hand quer unter dem Schlüsselbein hin und her und gleichzeitig mit der anderen Hand über den Bauchnabel. Wechseln Sie die Hände, und reiben Sie weitere 30 Sekunden. Anschließend reiben Sie 30 Sekunden lang mit dem Zeigefinger einer Hand über der Oberlippe, mit dem Mittelfinger unter der Unterlippe. Die zweite Hand reibt gleichzeitig über den Bauchnabel hin und her. Wechseln Sie wieder die Hände. Dann reiben Sie 30 Sekunden lang mit ei-

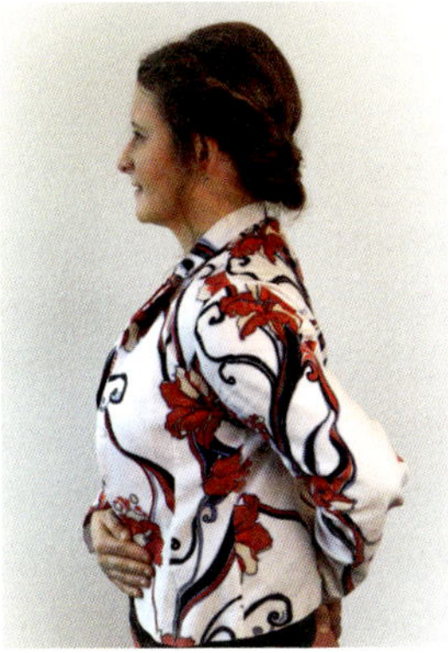

ner Hand mittig über Ihr Steißbein auf und ab und gleichzeitig mit der anderen Hand über den Bauchnabel hin und her. Anschließend wechseln Sie die Hände.

Übungsdauer: 3 Minuten

Der Tunnelblick

Eine Folge von hoher Konzentration und langem Arbeiten am Bildschirm ist der Tunnelblick. Da hauptsächlich der zentrale Bereich des Gesichtsfeldes gebraucht wird, unterdrückt das Gehirn, um Energie zu sparen, das seitliche Bild. Unser Sehzentrum entscheidet immer, ob Bildinformationen wichtig sind oder nicht. Dadurch schränkt sich die Peripherie auch im Alltag schleichend ein. Das seitliche Gesichtsfeld dient dazu, Bewegungen in unserem Umfeld schnell erkennen und darauf reagieren zu können. Dies ist heute vor allem im Straßenverkehr enorm wichtig. Wir können auf der Landstraße Tiere früher wahrnehmen, im Stadtverkehr auf Radfahrer und Fußgänger reagieren. Ist diese Fähigkeit durch die Bildschirmarbeit eingeschränkt, kann das zu späte Erkennen von Gefahren zu Unfällen führen. Auch deshalb ist es wichtig, das Handy beim Autofahren nicht zu benutzen. Je kleiner der Monitor, desto enger wird das Gesichtsfeld!

Durch die bewusste Anregung des seitlichen Blickfeldes werden die Sehzellen in der Netzhautmitte entlastet und können regenerieren. Die Augen erholen sich, und es werden Regionen im Gehirn stimuliert, die beim fokussierten Sehen passiv bleiben.

Machen Sie den Test: Halten Sie die Grafik auf S. 82 in einem Abstand von ca. 20 Zentimetern vor Ihr Gesicht. Wenn Sie eine Lesehilfe für diese Entfernung benötigen, dürfen Sie sie aufsetzen. Fixieren Sie das kleine Y in der Mitte des Bildes. Versuchen Sie nun – ohne die Augen zu bewegen –, die anderen Buchstaben der Reihe nach zu erkennen. Wenn Ihnen das schwerfällt, ist Ihr seitliches Gesichtsfeld eingeschränkt. Mit ein wenig Training kann es sich aber wieder weiten.

S E Z K N N W F C

I L M N J

X Ö

Ä T Y D H

C

L

X V Ä Q R

P B H

B O G D

X

ZIEHHARMONIKA

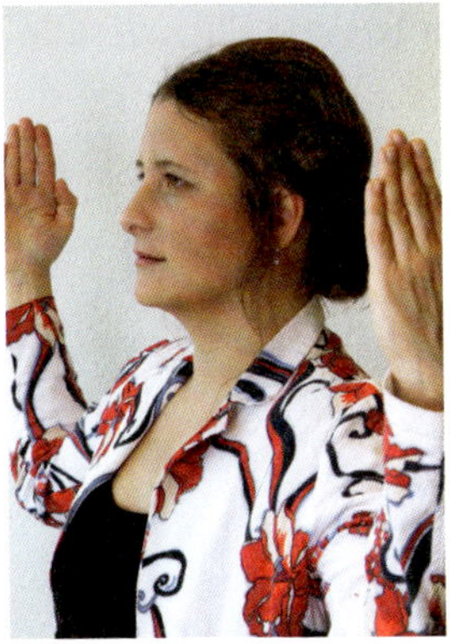

Wirkung: Die Übung hilft, das Gesichtsfeld zu erhalten und zu weiten. Außerdem wird die Lichtempfindlichkeit reduziert. Probleme beim nächtlichen Autofahren werden gemildert.

Ablauf: Richten Sie den Blick entspannt auf ein Objekt, und rahmen Sie es seitlich mit den Händen ein. Nun führen Sie beide Hände langsam zur Seite auseinander und nehmen wahr, was seitlich des Objekts noch alles zwischen Ihren Händen zu sehen ist, ohne den Blick dabei vom Objekt wegzubewegen. Gehen Sie weiter, bis die Hände aus dem seitlichen Gesichtsfeld verschwinden.

Führen Sie die Hände wieder zusammen, bis Ihr Blickfeld auf das ausgesuchte Objekt zusammenschrumpft. Wiederholen Sie die Übung einmal. Zum Abschluss führen Sie die Hände noch einmal auseinander und lassen den Blick weit und nach allen Seiten offen, ohne etwas zu fixieren. Während dieser Übung darf geblinzelt und tief ein- und ausgeatmet werden. Palmieren Sie im Anschluss kurz.

Übungsdauer: 2 Minuten

Gesichtsfeldtraining für den Alltag:

Wenn Sie zu Fuß unterwegs sind, halten Sie den Blick geradeaus nach vorn gerichtet. Beobachten Sie gleichzeitig, wie die Dinge seitlich an Ihnen vorbeiziehen: Bäume, Sträucher und Blumen, Menschen, Autos …

Nehmen Sie einen Ball in eine Hand, und halten Sie diese seitlich vor den Körper. Den Blick richten Sie geradeaus. Nehmen Sie den Ball wahr, ohne ihn direkt anzusehen. Nun werfen Sie den Ball in Ihre andere Hand. Wiederholen Sie dies häufig.

Bewegen Sie sich abends zu Hause, ohne das Licht anzumachen, oder bei Kerzenschein.

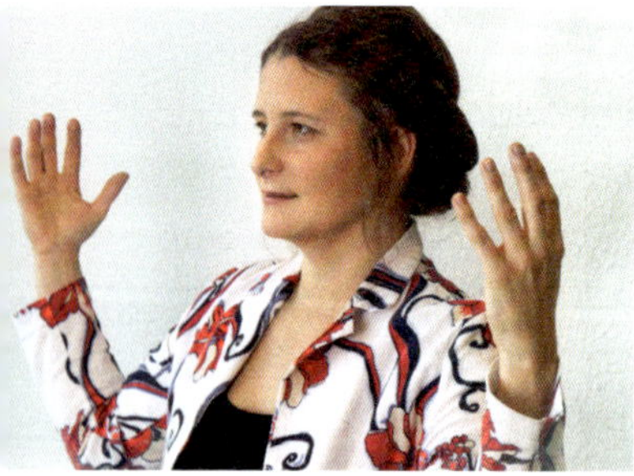

Nach einem langen Tag vor dem PC halten Sie kurz vor Feierabend die Hände seitlich hoch, und bewegen Sie die Fingerspitzen aller Finger. Beobachten Sie, ohne die Finger direkt anzusehen, diese Bewegungen.

Stereosehen

In einem aufwendigen Prozess entsteht im Gehirn aus den beiden Einzelbildern, die in den Augen auf dem Kopf stehen und seitenverkehrt dargestellt sind, ein dreidimensionales Bild. Voraussetzung dafür ist, dass die beiden Seheindrücke fusioniert werden können. Das räumliche Sehen ist entscheidend, um Entfernungen im Straßenverkehr richtig einschätzen zu können.

ÜBUNG MIT DEM STEREOGRAMM

Wirkung: Das räumliche Sehen wird trainiert.

Ablauf: Halten Sie das Bild auf der folgenden Seite quer direkt vor Ihre Augen (die Außenkante dieser Seite ist unten), sodass die Nasenspitze das Bild berührt. Schauen Sie durch das Bild hindurch. Entfernen Sie es nun ganz langsam, bis es einen Abstand von 30–40 Zentimetern hat. Es entsteht ein dreidimensionales Bild. Verlieren Sie nicht die Geduld, wenn es nicht gleich funktionieren sollte.

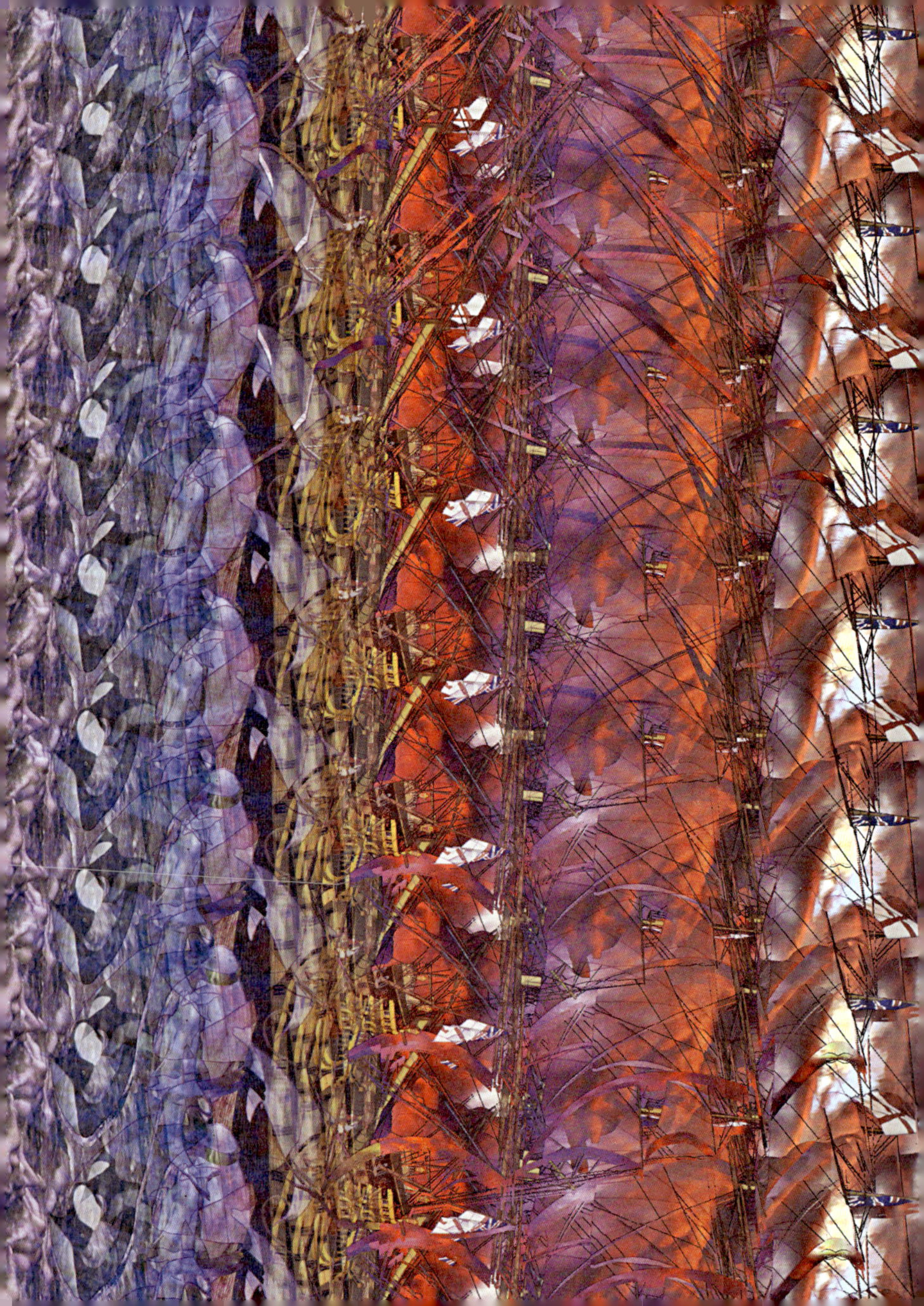

Die verringerte Lidschlagfrequenz

In Untersuchungen wurde festgestellt, dass Menschen aufgrund der hohen Konzentration vor dem Computer deutlich seltener blinzeln. Von durchschnittlich 20 Lidschlägen pro Minute geht die Frequenz auf 5 bis 7 Lidschläge herunter. Um die Augen offen zu halten, verspannen sich die Muskeln um die Augen herum.

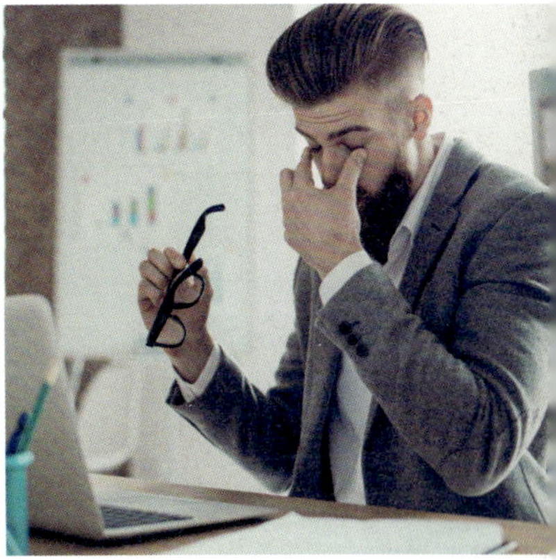

Bei jedem Lidschlag wird eine hauchdünne Schicht Tränenflüssigkeit auf der Hornhaut verteilt. Sie reinigt diese von Staub und führt ihr Nährstoffe zu. Wird der Tränenfilm nicht oft genug erneuert, reißt er auf. Das Auge wird dann trocken, rötet sich oder fängt an zu brennen. Auch die Brechkraft der Hornhaut verringert sich, wodurch das Sehen undeutlicher wird.

Allein in Deutschland leiden 13,6 Millionen Menschen unter den Auswirkungen von trockenen Augen. Vielleicht haben auch Sie brennende Augen und kennen dieses unangenehme Gefühl, wenn die Augenlider sich nur schwer über die Augen bewegen lassen. Manchmal fühlt es sich an, als habe man Sand unter den Lidern. Die Augen können jucken und schmerzen. Es gibt zwei Hauptursachen dafür. Die häufigste liegt in der Veränderung des Tränenfilms durch die Bildschirmarbeit. Die zweite ist das Tragen von Kontaktlinsen.

Der Tränenfilm wird in den Tränendrüsen produziert, die sich unter den Oberlidern befinden. Er setzt sich aus drei Schichten zusammen. Die unterste Schicht ist die Mucinschicht, die dafür sorgt, dass der Tränenfilm an der Hornhaut anhaften kann, die eigentlich wasserabweisend ist. Die zweite Schicht ist der Hauptbestandteil des Tränenfilms und besteht hauptsächlich aus Wasser. Die oberste Schicht ist ein öliger Film, der verhindert, dass die Tränenflüssigkeit verdunstet. Der Tränenfilm befeuchtet die Augen, schützt sie vor dem Eindringen von Krankheitserregern, versorgt die Hornhaut von außen mit Nährstoffen und transportiert Schmutz aus den Augen ab. Außerdem sorgt er für eine glatte Optik der Hornhaut, denn diese ist rau. Da die Hornhaut 70 % der Lichtbrechung übernimmt, steigt dadurch die Bildqualität des Auges enorm an. Bei brennenden Augen sind eine oder mehrere dieser drei Schichten aus dem Gleichgewicht geraten und haben den Tränenfilm in Qualität oder Quantität verändert.

Weiche Kontaktlinsen benötigen Wasser, um weich zu bleiben und die gewünschten optischen Eigenschaften aufzuweisen. Das sieht man, wenn man sie auf einem Tisch liegen lässt: Sie trocknen aus und werden fest. Die Flüssigkeit bekommt die Linse vom Tränenfilm, den sie wie ein Schwamm aufsaugt. Dadurch bleibt dem Auge nicht viel Feuchtigkeit übrig. Die Augen beginnen zu brennen und zu jucken.

Tränenfilm

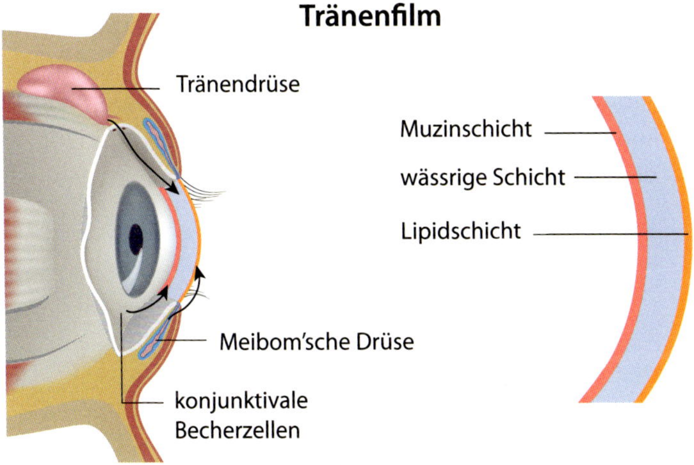

Wenn zwischen Kontaktlinse und Auge nur wenig Tränenflüssigkeit vorhanden ist, beginnen die Linsen nicht nur, an der Hornhaut zu reiben und zu kratzen. Es sammelt sich auch Dreck zwischen Linse und Auge an, der durch die verringerte Menge an Tränenflüssigkeit nicht richtig abtransportiert werden kann. Die Augen können sich schneller entzünden, da die schützende und antibakterielle Wirkung des Tränenfilms reduziert und zum Teil sogar ganz aufgehoben wird. Dies führt häufig zu Bindehautreizungen und -entzündungen.

Wenn Sie nun mit Kontaktlinsen am Bildschirm arbeiten, kommen zwei Faktoren zusammen, die begünstigen, dass die Augen immer trockener werden.

In Fällen von starken Rötungen und plötzlich auftretenden Symptomen suchen Sie bitte umgehend einen Augenarzt auf. Denn brennende Augen können auch durch eine bakterielle Infektion, ein Gerstenkorn oder einen Fremdkörper im vorderen Augenabschnitt ausgelöst werden. Dies sollte unverzüglich von einem Facharzt diagnostiziert und behandelt werden.

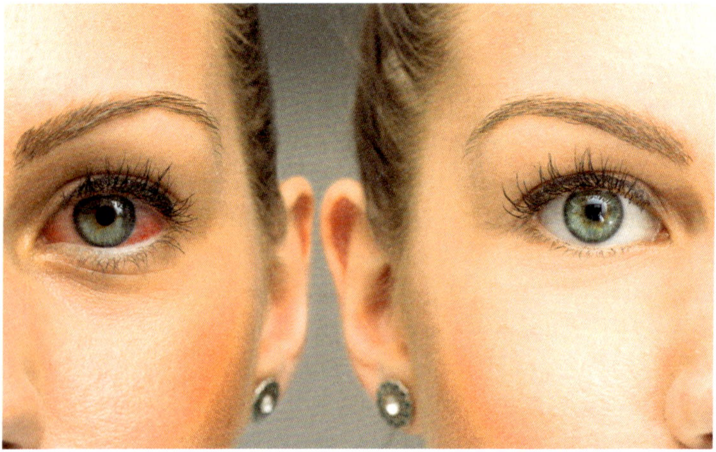

BEWUSSTES BLINZELN

Wirkung: Sie verstehen jetzt, wie wichtig es ist, regelmäßig zu blinzeln. Dadurch wird die Tränenflüssigkeit regelmäßig auf den Augen verteilt. Zwar findet der Lidschlag normalerweise unwillkürlich statt, doch im Gegensatz zum Herzschlag, dem Blutdruck und anderen automatisch ablaufenden Körperfunktionen können Sie Ihre Augenlider auch bewusst öffnen und schließen. Je öfter Sie bewusste Lidschläge durchführen, desto mehr werden Sie auch wieder unbewusst blinzeln. Als kleine Erinnerung können Sie sich an Ihren Monitor eine kleine Aufforderung zum bewussten Blinzeln anbringen, z. B. ein Post-it mit Zwinker-Smiley darauf. Immer, wenn Sie ihn sehen, führen Sie die folgende Übung durch. Sie dauert nicht lang und hält Sie nicht von Ihrer Arbeit ab.

Ablauf: Blinzeln Sie fünf- bis sechsmal mit dem linken Auge, danach fünf- bis sechsmal mit dem rechten Auge. Anschließend blinzeln Sie sechsmal mit beiden Augen gleichzeitig.

Jetzt schließen Sie die Augen kurz und stellen sich einen Schmetterling vor, der ganz sanft seine Flügel öffnet und schließt. Öffnen Sie Ihre Augen, und versuchen Sie, so sanft wie der Schmetterling seine Flügel bewegt Ihre Augenlider zu öffnen und zu schließen. Wiederholen Sie diese sanfte Bewegung dreimal.

Übungsdauer: 1 Minute

AUGENMASSAGE

Wirkung: Verstopfte Meibom'sche Drüsen in den Augenlidern werden gereinigt. Dadurch haftet der Tränenfilm wieder besser am Auge an. Die Tränendrüse und damit die Bildung des Tränenfilms wird stimuliert.

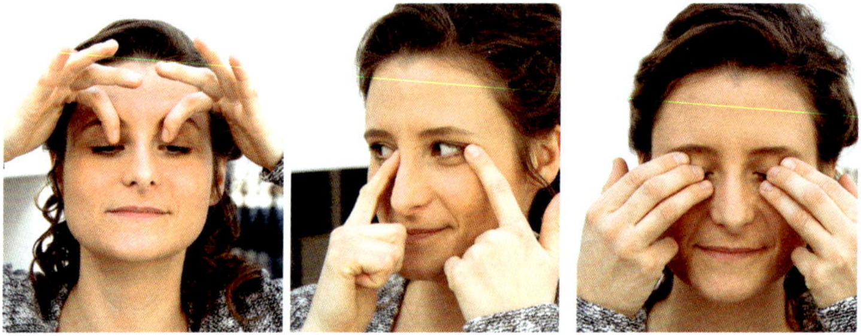

Ablauf: Richten Sie Ihren Blick nach oben, und streichen Sie sanft drei- bis viermal mit beiden Zeigefingern unter den Augäpfeln von innen nach außen.

Schauen Sie nun nach unten, und streichen Sie dabei sanft drei- bis viermal mit beiden Zeigefingern über den Augäpfeln von innen nach außen.

Richten Sie Ihren Blick nach rechts, und kreisen Sie mit dem rechten Zeigefinger an der rechten Nasenwurzel und mit dem linken Zeigefinger am äußeren Augenwinkel des linken Auges.

Schauen Sie nun nach links, und kreisen Sie mit dem rechten Zeigefinger am äußeren Augenwinkel des rechten Auges und mit dem linken Zeigefinger an der linken Nasenwurzel.

Streifen Sie nun ganz sanft mit Zeige-, Mittel-, und Ringfinger fünf- bis sechsmal von innen nach außen über die geschlossenen Lider.

Übungsdauer: 1 Minute

Die ölige Schicht des Tränenfilms aufbauen

Die oberste Schicht der Tränenflüssigkeit ist ein öliger Film, der das Verdunsten der Tränenschicht verhindern soll. Bei vielen Menschen ist diese Schicht zu dünn oder durch seltenes Blinzeln instabil. Aber auch die Einnahme von Medikamenten (z.B. der Antibabypille) kann dazu führen, dass sich diese Schicht verändert. Um den öligen Teil zu regenerieren, hilft ein einfaches Hausmittel: Nehmen Sie täglich einen Teelöffel Leinöl zu sich. Das geht pur oder aber im Müsli, im Jogurt oder im Salat. Nach einigen Monaten werden Sie merken, wie sich Ihr Tränenfilm fühlbar verändert. Die Augenlider gleiten leichter über die Augen, die Augen fühlen sich frisch an.

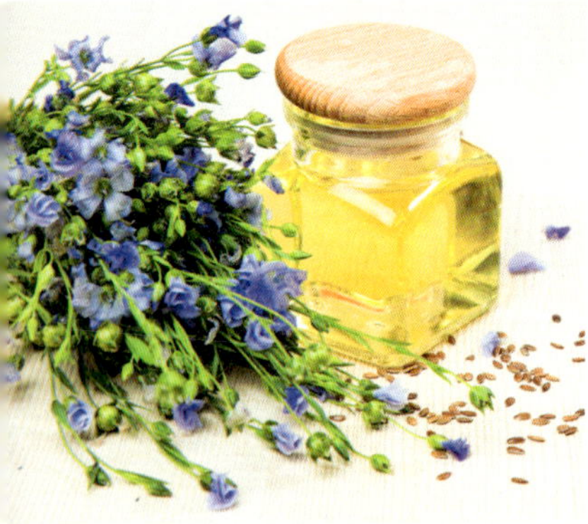

Das Leinöl ist das geeignetste Öl, um den Tränenfilm aufzubauen, weil es der Zusammensetzung der öligen Schicht am ähnlichsten ist. Sie können einen Tropfen des Öls auch abends direkt auf die geschlossenen Augenlider auftragen. Es zieht dann ein und wird über Nacht gleichmäßig über die Augäpfel verteilt.

Die wässrige Schicht des Tränenfilms aufbauen

Ein Faktor, der sich unmittelbar auf Ihre Augen auswirkt, ist Ihr Trinkverhalten. Je weniger Sie trinken, desto dünner wird der Tränenfilm, und die Augen beginnen zu brennen. Hier hilft ganz einfach: viel trinken! Am allerbesten stilles Wasser. Wenn Sie die tägliche Wasserzufuhr erhöhen, werden sich Ihre Augen bald erholen.

Je nach Körpergewicht und Größe sollten Sie 2 bis 3 Liter Wasser am Tag trinken. Außerdem ist es ratsam, nicht mehr als zwei Tassen Kaffee und jeweils ein Glas Wasser zusätzlich zu trinken.

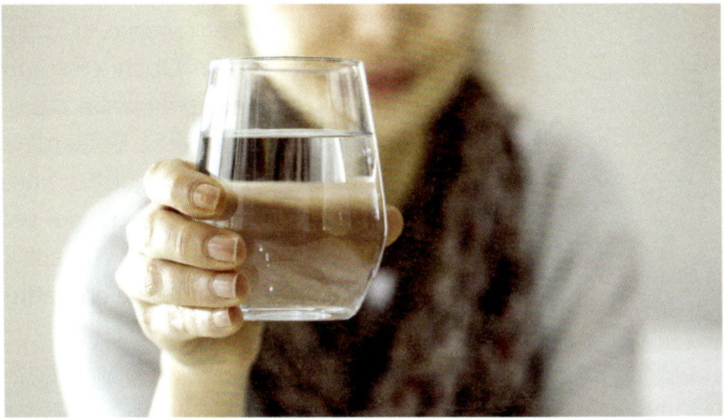

GÄHNEN

Wirkung: Beim Gähnen wird vermehrt Tränenflüssigkeit produziert.

Ablauf: Wenn es Ihnen nicht auf Anhieb möglich ist, zu gähnen, dann stellen Sie sich hin, strecken Sie die Arme in die Luft, und öffnen Sie Ihren Mund ganz weit. Lockern Sie Ihre Schultern, strecken und dehnen Sie sich, und holen Sie nun mit weit geöffnetem Mund tief Luft. Das sollte Ihnen mit Leichtigkeit ein Gähnen entlocken. Gähnen Sie mehrfach, bis Sie merken, dass Ihre Augen feucht werden.

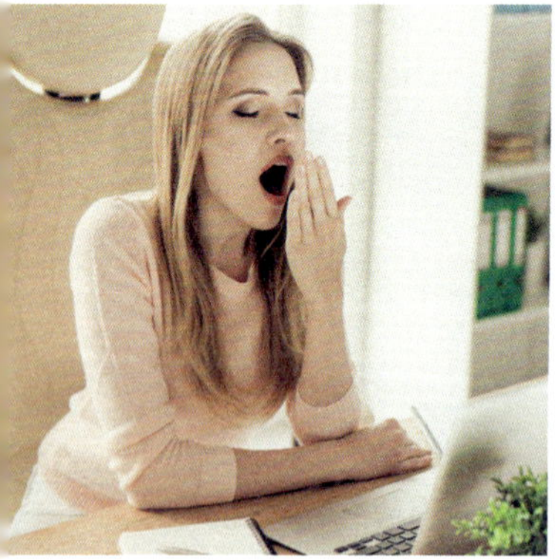

Klopfen Sie mit den Fingerspitzen aller zehn Finger Ihr Gesicht ab. Beginnen Sie an der Stirn, wandern Sie zu den Schläfen, zum Oberkiefer und zum Unterkiefer. Öffnen Sie dabei Ihren Mund ganz leicht. Sollten Sie nun immer noch nicht gähnen können, reiben Sie mit einem Finger bei geöffnetem Mund Ihre Nasenspitze. Spätestens jetzt sollte es Ihnen gelingen.

Übungsdauer: 2 Minuten

Augenbaden

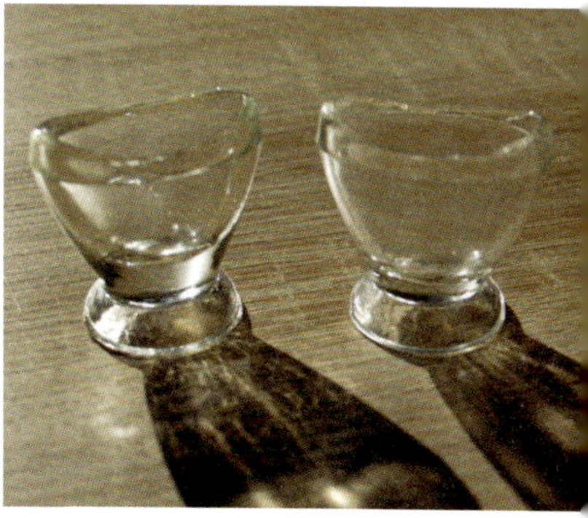

Das Baden der Augen ist den meisten Menschen nicht bekannt, obwohl es eine sehr wirksame Methode ist, die Augen zu reinigen. Es erfrischt und befeuchtet sie und spült Krankheitserreger sowie Schmutz aus dem Auge heraus. Wenn Sie trockene Augen haben, sollten Sie einmal wöchentlich ein Augenbad durchführen.

Sie benötigt dazu eine Augenbadewanne, die Sie in der Apotheke bekommen, und eine Flüssigkeit, die speziell auf die Augen abgestimmt ist. Aus hygienischen Gründen empfehle ich, für jedes Auge eine eigene Badewanne zu benutzen. Befüllen Sie die beiden Wannen mit einer Lösung, die dafür gedacht ist. Besonders gut eignen sich Augenbäder mit Augentrost. Auch Kokoswasser können Sie verwenden.

Führen Sie die befüllten Augenbadewannen an die geschlossenen Augen. Drücken Sie sie auf den Augenbereich, sodass keine Flüssigkeit auslaufen kann, aber trotzdem so sanft, dass kein Druck auf die Augäpfel ausgeübt wird. Lehnen Sie nun den Kopf nach hinten. Wenn Sie bereit sind, öffnen Sie die Augen mit sanften Blinzelbewegungen. Da fertige Lösungen den gleichen pH-Wert wie die Augen haben, brennen diese nicht. Anders verhält es sich mit Eigenmischungen aus Augentrosttee oder dem Kokoswasser. Bewegen Sie die Augen nun in verschiedene Richtungen. Dadurch löst sich der Schmutz auch aus den hinteren Bereichen des vorderen Augenabschnittes. Dort lagert sich oft der Schmutz ab, der tagsüber aufgenommen wurde.

Augenumschlag

Sollten Sie sich scheuen, Ihre Augen zu baden, ist ein warmer Umschlag eine gute Alternative, die zudem hilft, verstopfte Meibom'sche Drüsen in den Augenlidern zu reinigen. Dadurch wird auch die Mucinschicht gestärkt, sodass der Tränenfilm wieder besser an der Hornhaut haftet. Hierfür benötigen Sie zwei Waschlappen und sehr warmes, aber auf keinen Fall kochendes Wasser sowie ein trockenes Handtuch. Tauchen Sie die Waschlappen in das warme Wasser, und wringen Sie sie ein wenig aus. Die Waschlappen sollten sehr warm sein, aber nicht zu heiß. Lassen Sie die Waschlappen nun ein wenig auf den geschlossenen Augen liegen. Da sie schnell abkühlen, sollten Sie diesen Vorgang ein- bis zweimal wiederholen. Die Augenumschläge sind sehr wohltuend, besonders nach einem langen Tag vor dem Bildschirm.

LAVENDELGESICHTSDAMPFBAD

Zutaten: 1 Tropfen reines Lavendelöl, Topf mit Wasser, Handtuch

Ablauf: Nehmen Sie einen mittelgroßen Topf, befüllen Sie ihn mit Wasser, und bringen Sie das Wasser zum Kochen. Geben Sie einen Tropfen Lavendelöl in das Wasser, und machen Sie nun mit geschlossenen Augen ein Gesichtsdampfbad, indem Sie Ihr Gesicht 30–40 Zentimeter über das dampfende Wasser halten und rundherum mit einem Handtuch abdecken. Lavendel wirkt sehr beruhigend auf den Körper und hilft Ihnen, sich von Stress und Anspannung lösen zu können. Die Augen und die Gesichtshaut werden befeuchtet und entspannt. Die Gesichtsmuskulatur und die Augenmuskulatur können sich lockern.

Übungsdauer: ca. 10 Minuten (ohne Zubereitungszeit)

Vermeiden Sie Augentropfen

Viele Menschen verwenden bei trockenen Augen Augentropfen. Ich empfehle dies nicht. Denn die Augentropfen werden zwar zunächst als sehr angenehm empfunden, jedoch ändern sie nichts am Verhalten – ganz im Gegenteil! Wenn Sie ständig tropfen, neigen Sie dazu, noch weniger Lidschläge zu machen. Es ist ein Teufelskreis, denn dies führt dazu, dass Sie in immer kürzeren Abständen tropfen und der Körper sich nicht mehr auf natürliche Weise reguliert. Besser ist es, darauf zu achten, dass Sie öfter blinzeln, die fehlende Flüssigkeit durch viel Trinken wieder aufbauen und den öligen Teil des Tränenfilms durch die gezielte Einnahme eines hochwertigen Leinöls unterstützen. Wenn die Augen stark gerötet und entzündet sind, helfen warme Kompressen sehr gut, die entzündete Bindehaut zu beruhigen.

Luftfeuchtigkeit erhöhen

Wenn ich in Firmen Schulungen für Bildschirmtätige gebe, bemerke ich häufig, dass die Luftfeuchtigkeit in den Büros viel zu niedrig ist. Dies kommt vor allem durch die elektronischen Geräte, aber auch durch viel Papier wie z. B. Aktenordner. Wenn dann nicht regelmäßig gelüftet wird, wird die Luft sehr schnell trocken, und der Tränenfilm verdunstet schneller. Das gleiche Phänomen tritt auf, wenn ein Raum überheizt ist. Die ideale Raumtemperatur in Büros liegt bei 21 Grad Celsius. Sorgen Sie dafür, dass Sie regelmäßig frische Luft hereinlassen. Zusätzlich können Sie ein paar Pflanzen in Ihr Büro stellen, wodurch die Luftfeuchtigkeit steigt. Gleichzeitig dienen sie als Blickfang. Der Körper entspannt beim Betrachten einer Pflanze. Sie sorgen somit gleichzeitig für eine angenehme Arbeitsatmosphäre. Je entspannter die Atmosphäre ist, desto häufiger wird auch geblinzelt. Pflanzen wirken sich also doppelt positiv auf den Tränenfilm aus.

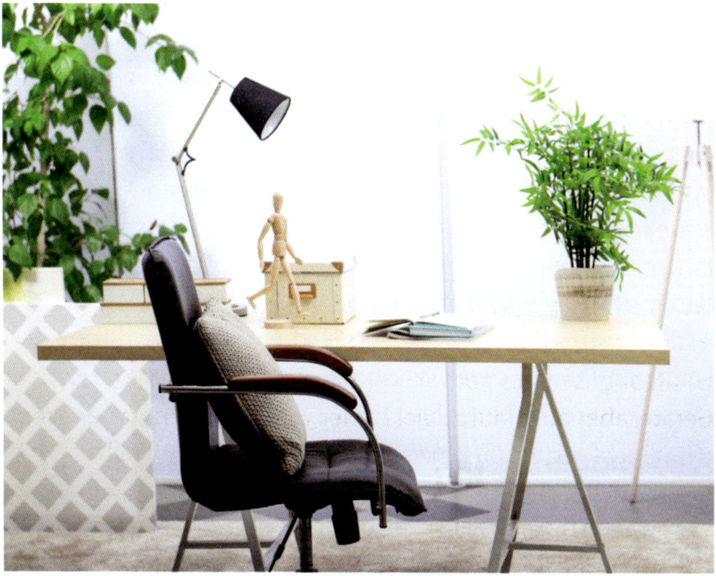

Die Körperhaltung

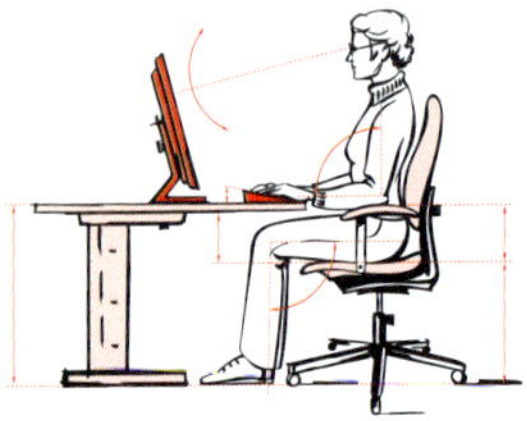

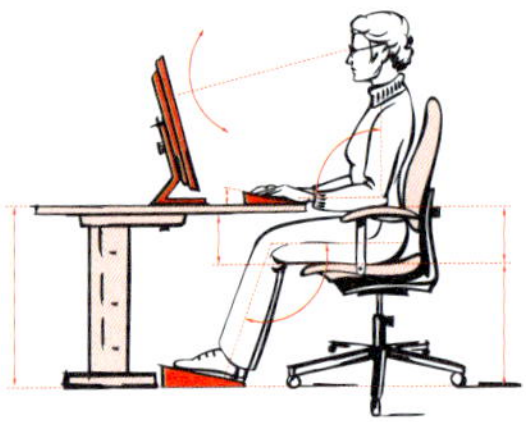

Eine aufrechte Haltung ist auch für die Augen sehr wichtig. Haltungsschäden können sich negativ auf das Sehvermögen auswirken, weil die komplette Nährstoffversorgung zu den Augen durch die Halswirbelsäule verläuft. Gibt es in diesem Bereich Verspannungen, wird das Auge nicht richtig versorgt, es kommt zu Spannungsschmerzen sowie zu Fehlversorgungen der Augen und des Gehirns. Konzentrationsschwäche, Sehprobleme und Kopfschmerzen folgen. Durch die einseitige Haltung am Bildschirm und einen ergonomisch fehlerhaften Arbeitsplatz werden die Spannungen vermehrt. Zunächst sollten Sie Ihren Arbeitsplatz korrekt einrichten. Aber auch Übungen helfen, Verspannungen zu lösen und sich wieder wohlzufühlen – wodurch auch die Augen wieder gut versorgt werden.

Folgende Punkte sind wichtig für einen ergonomisch korrekt eingerichteten Arbeitsplatz:

› Der Abstand zum Monitor sollte mindestens 70 Zentimeter betragen. Bei Bildschirmen, die größer als 19 Zoll sind, sollte er mindestens 90 Zentimeter betragen.

- Der Monitor sollte so stehen, dass Sie bei gerader Kopfhaltung und habitueller Blickrichtung von 10–15 Grad nach unten rechtwinklig auf den Monitor schauen. Von Ihren Augen läuft also eine Gerade im 10-Grad-Winkel zur Waagerechten nach unten bis zur Oberkante des Monitors.
- Ihr Rücken sollte gerade sein, Ober- und Unterarm sowie Ober- und Unterschenkel einen rechten Winkel bilden.
- Verwenden Sie eine Mausunterlage mit integrierter Stütze für das Handgelenk (z. B. ein Gelkissen).
- Ihre Füße sollten flach auf dem Boden stehen. Falls Ihr Schreibtisch nicht höhenverstellbar ist und Sie kürzere Beine haben, benutzen Sie einen Fußhocker.
- Vermeiden Sie Blendungen und Reflexionen durch Sonnenlicht auf dem Bildschirm.

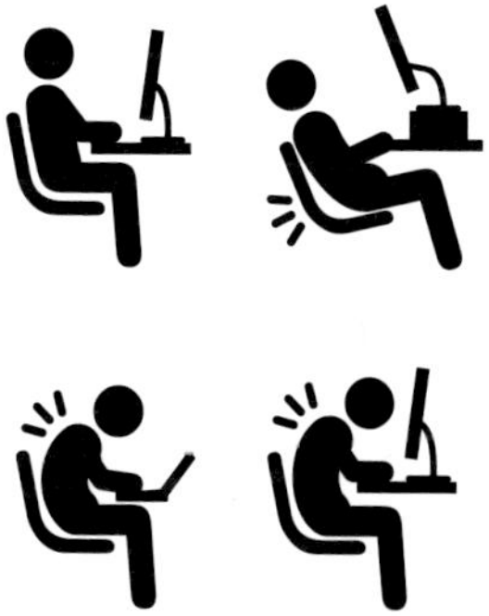

1. Bildschirm ist zu nah.
2. Lendenwirbel werden belastet, Bildschirm ist zu hoch und im falschen Winkel eingestellt.
3. Rundrücken, weil der Laptopmonitor zu tief ist. Das wirkt sich negativ auf Bein-, Magendurchblutung, Verdauung etc. aus.
4. Rundrücken durch falsche Körperhaltung. Die Brustmuskulatur sollte aufgebaut werden.

Die Folgen einer falschen Haltung vor dem PC

Schlechte Durchblutung des Verdauungstraktes

Folge einer gekrümmten Haltung und dadurch einer schlechten Durchblutung des Verdauungstraktes kann auf Dauer eine schlechtere Versorgung der Augen mit Nährstoffen sein und eine Reihe von Netzhauterkrankungen nach sich ziehen. Durch einen unregelmäßigen Stuhlgang, der ebenfalls durch eine gekrümmte Haltung nach vorn entstehen kann, werden die Giftstoffe, die der Körper durch den Verdauungsprozess der Nahrung produziert, nicht richtig aus dem Körper ausgeleitet, was den Darm belastet und ebenfalls negativ auf die Augen wirkt.

Schwäche der Brustmuskulatur

Eine weitere Folge einer gekrümmten Haltung am PC liegt in einer Schwächung der Brustmuskulatur. Der Rücken rundet sich, und die Augen werden schlechter mit Nährstoffen versorgt

Um die Brustmuskulatur zu stärken, können Sie die folgende Übung durchführen:

LIEGESTÜTZE IM STEHEN

Wirkung: Diese Übung stärkt die Brustmuskulatur, verbessert die Haltung und fördert die Versorgung der Augen mit Nährstoffen.

Ablauf: Stellen Sie sich im Abstand von etwa 50 Zentimetern vor eine Tür (schließen Sie diese am besten ab) oder vor eine Wand. Lehnen Sie sich mit den Händen gegen die Tür bzw. Wand, und vollziehen Sie einige Liegestützbewegungen in dieser Position.

Übungsdauer: 2 Minuten

Brillen am Bildschirm

Das Tragen einer Brille am Bildschirm kann Sie unterstützen, mit dem falschen Glas aber auch Energie, Kraft, Konzentration und Sehvermögen kosten. Es gibt ganz unterschiedliche Glasarten mit eigenen Vor- und Nachteilen.

Einstärkenglas: Einstärkengläser können nur auf eine Entfernung eingestellt werden. Daher werden sie in der Regel für Fernbrillen von Kurz- oder Weitsichtigen, bei Schielfehlern und Hornhautverkrümmungen eingesetzt. Reicht das Akkommodationsvermögen aus, die Augenlinse auf den Monitor scharf zu stellen, kann diese Brille auch bei der Bildschirmarbeit getragen werden. Bei jungen Kurzsichtigen empfehle ich allerdings, die Brille vor dem Bildschirm abzusetzen, solange sie ihn ohne Brille scharf erkennen können. Ist das nicht der Fall, ist es ratsam, die Brille um 0,25 bis 0,5 Dioptrien abzuschwächen, damit die Augenlinse ein wenig entlastet wird und die Kurzsichtigkeit nicht rapide zunimmt.

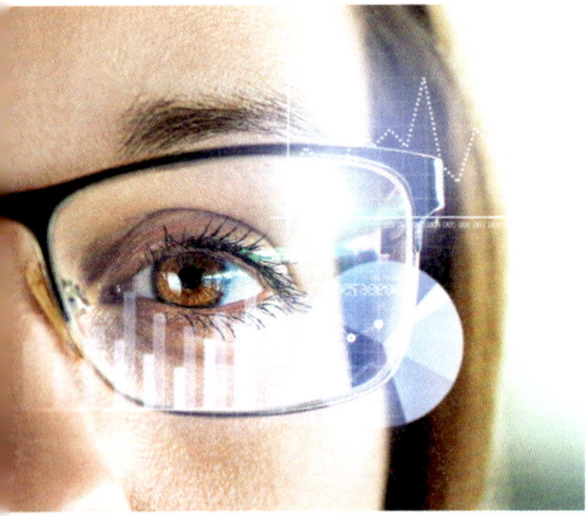

Auch eine Lesehilfe bis zu einer Addition (Stärkenunterschied zwischen Fern- und Lesewerten) von 1,0 Dioptrien eignet sich noch gut, um auf den Bildschirm zu schauen. Wenn die Akkommodationsfähigkeit abnimmt und die Addition größer wird, kann es schwierig werden, mit dieser Brille am Bildschirm zu lesen. Fehlhaltungen sind die Folge. Alternativ können Sie sich eine Bildschirmarbeitsplatzbrille zulegen.

Bifokalglas: Bifokalgläser wurden früher oft verwendet, leider sind sie mittlerweile aber fast komplett verschwunden. Sie haben im unteren Bereich ein kleines »Fensterchen«, das man auch vom übrigen Glas unterscheiden kann. Darin ist die Lesestärke eingearbeitet. Der Nachteil dieser Gläser ist die Trennkante. Aber für die Augengesundheit waren sie gar nicht so schlecht, denn sie hatten keine unscharfen Randfehler, wie Gleitsicht- und Bildschirmarbeitsplatzgläser sie aufweisen. Dadurch muss der Träger die seitlichen Bereiche nicht unterdrücken, wodurch die Peripherie nicht ausgeblendet wird.

Trifokalglas: Bifokalgläser haben den Nachteil, dass nur zwei Stärken in das Glas eingearbeitet werden können. Fehlt dem Auge die Akkommodationsfähigkeit, wird es schwierig, in mittleren Distanzen scharf zu sehen. So entstanden Trifokalgläser. Die technische Entwicklung von Gleitsichtgläsern hat auch diese Glasart fast vollkommen vom Markt verdrängt. Deshalb werde ich nicht weiter auf sie eingehen.

Übergangslose Glasarten – Gleitsicht- und Bildschirmarbeitsplatzglas: Gleitsichtgläser haben die Trifokalgläser ersetzt. Ihr

Vorteil ist, dass für jede Entfernung ein Wert ins Glas eingeschliffen ist. Der Bereich für die Ferne befindet sich im oberen Teil, darunter folgt ein Progressionskanal, in dem die Werte allmählich in Richtung der positiven Stärke ansteigen. Dieser Bereich ist für mittlere Distanzen geeignet. Der darunterliegende Nahbereich wird zum Lesen verwendet. Durch die vielen Werte, die kantenlos ineinander übergehen, entstehen zum Rand hin Abbildungsfehler. Daher sind der Progressionskanal und der Nahbereich eingeengt. Je günstiger ein Gleitsichtglas ist, desto schmaler sind diese Bereiche und desto größer sind die Randverzeichnungen durch das Glas.

Bei kurzsichtigen Menschen mit Minusgläsern im oberen Bereich ist der Nahbereich schwächer, bei weitsichtigen Menschen wird das Glas nach unten hin stärker.

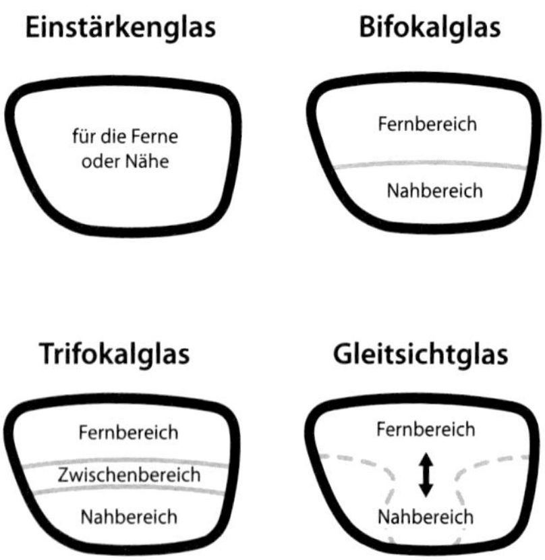

1. Einstärkenglas (für Ferne oder Nähe)
2. Bifokalglas (oben für die Ferne, unten für die Nähe)
3. Trifokalglas (oben für die Ferne, Mitte für Bildschirm, unten für Nähe)
4. Gleitsichtglas

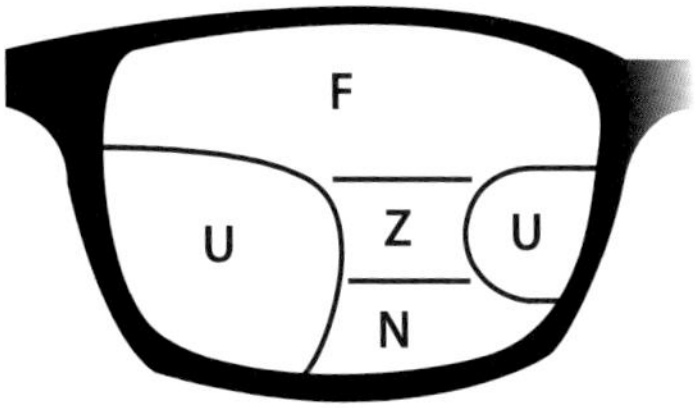

Aufbau eines Gleitsichtglases

F: Bereich für das Sehen in die Ferne
Z: Zwischenbereich oder Progressionskanal (Bereich für den Monitor)
N: Nahbereich für das Lesen
U: technisch bedingte Unschärfen, hier ist kein scharfes Sehen möglich

Gleitsichtgläser haben einen großen Nachteil bei der Bildschirmarbeit: Die Zwischenzone, die hierfür geeignet ist, liegt tiefer als der Durchblickspunkt der Augen beim normalen Blick auf den Monitor. Wenn man sie nutzen will, um scharf zu sehen, muss der Kopf angehoben und ins Genick gelegt werden. Dies ist auf Dauer nicht nur anstrengend, sondern auch ungünstig für den Nacken. Und wenn der Nacken verspannt, werden die Augen schlechter mit Nährstoffen versorgt, das Sehen wird schlechter.

Deshalb wurden Bildschirmarbeitsplatzgläser entwickelt. Diese Gläser sind aufgebaut wie ein Gleitsichtglas, allerdings fehlt der Bereich für die Ferne.

Der Zwischenbereich wurde nach oben verlagert. Da in dieses Glas weniger Glaswerte eingebaut werden müssen, sind die Bereiche größer. Zusätzlich wurden die Unschärfebereiche nach oben verlagert, sodass die Zonen insgesamt breiter und stabiler sind.

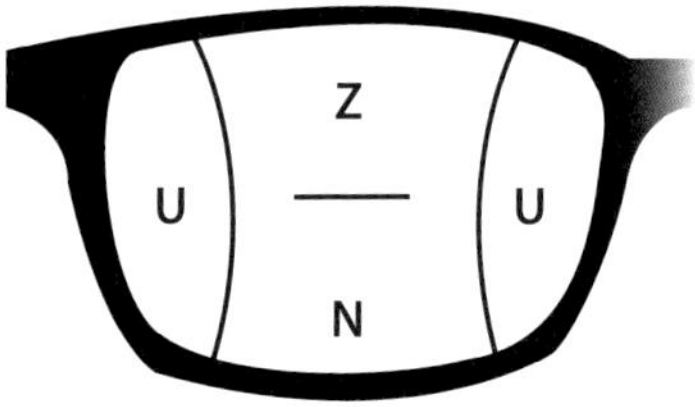

Aufbau eines Bildschirmarbeitsplatzglases

Z: Zwischenbereich oder Progressionszone (Bereich für den Monitor)
N: Nahbereich für das Lesen
U: technisch bedingte Unschärfen, hier ist kein scharfes Sehen möglich

Schulter-Nacken-Muskulatur

Klare Sicht hängt auch von einer lockeren Rückenmuskulatur ab. Besondere Bedeutung hat die Schulter- und Nackenregion. Die Blutversorgung der Augen verläuft durch den Nackenbereich. Zudem befinden sich auf Höhe des zweiten Halswirbels Nervenbahnen, die zu den Augen führen und die Augenfunktionen regulieren. Wirbelverschiebungen in diesem Bereich führen zu Sehverschlechterungen. Deshalb ist es wichtig, den Nacken, der gerade bei der Bildschirmarbeit leicht verspannt, zu lockern.

SCHULTERKREISEN

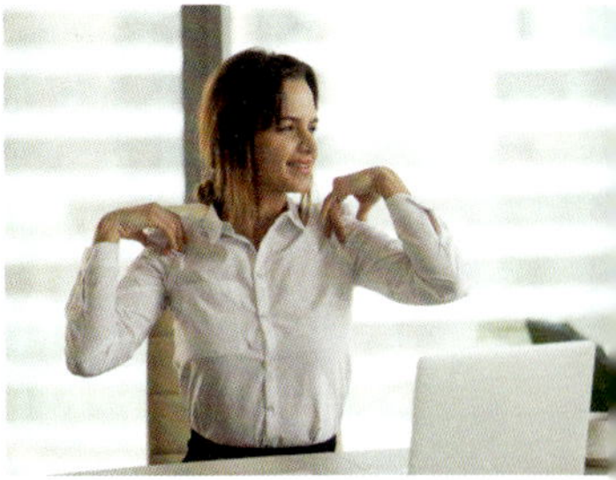

Wirkung: Der obere Rücken wird gelockert, die Muskulatur gestärkt. Die Brustmuskulatur kann sich öffnen. Ihre Haltung verbessert sich.

Ablauf: Legen Sie die Hände auf die Schultern. Heben Sie die Ellbogen an, und führen Sie mit ihnen kreisende Bewegungen abwechselnd nach vorn und nach hinten durch. Achten Sie darauf, dass die Bewegungen fließend sind.

Übungsdauer: 1 Minute

DIE EULE

Wirkung: Schultern und Nacken werden entspannt.

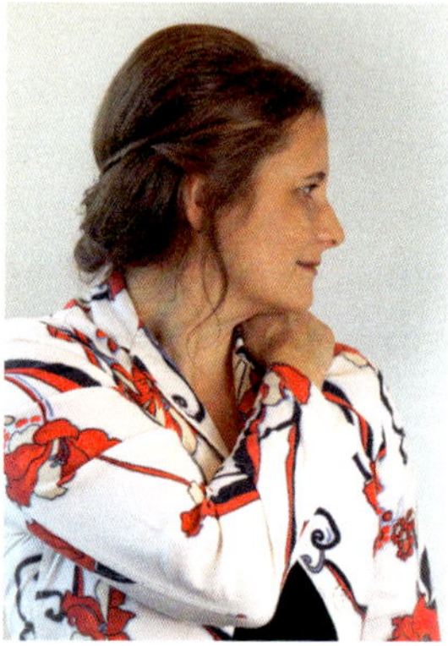

Ablauf: Greifen Sie mit einer Hand fest in die gegenüberliegende Schultermuskulatur. Drehen Sie Ihren Kopf ganz langsam so weit nach links, wie es Ihnen möglich ist. Atmen Sie dabei tief ein und aus. Drehen Sie nun Ihren Kopf ganz langsam zur Mitte zurück und dann nach rechts, so weit Sie können. Ihr Griff bleibt fest. Führen Sie diese Kopfbewegung dreimal zu beiden Seiten aus. Nehmen Sie dann die Hand von der Schulter, und vergleichen Sie, wie sich beide Schultern anfühlen.

Wiederholen Sie die Übung für die andere Körperseite.

Übungsdauer: 3 Minuten

SCHULTER-/NACKENENTSPANNUNG

Wirkung: Der Schulter- und Nackenbereich wird gelockert. Die Durchblutung der Augen wird angeregt.

Ablauf: Greifen Sie mit der rechten Hand in die Muskeln der linken Schulter- und Nackenpartie. Wandern Sie mit massierenden Bewegungen den gesamten Bereich ab. Stützen Sie den rechten Ellbogen dabei mit der linken Hand ab. Anschließend massieren Sie mit der linken Hand die Muskeln der rechten Schulter- und Nackenpartie.

Nachdem nun beide Schulterpartien gelockert wurden, legen Sie Ihre beiden Mittelfinger ca. 1 Zentimeter jeweils rechts und links neben den untersten Halswirbel. Kreisen Sie für einige Sekunden sanft mit den Fingerspitzen. Danach streichen Sie die gelöste Anspannung nach vorn aus. Verfahren Sie auf diese Weise mit allen sieben Halswirbeln, von unten nach oben.

Zum Abschluss legen Sie beide Hände auf den Hinterkopf (Sehzentrum) und atmen tief ein. Dann nehmen Sie die Hände vom Kopf und atmen aus. Wiederholen Sie diese Atemübung dreimal.

Übungsdauer: 3 Minuten

STRECKEN – GÄHNEN – HÄNGENLASSEN

Wirkung: Die Halswirbelsäule wird entlastet. Die Tränenfilmproduktion wird gefördert. Der Kopf wird besser durchblutet. Der Rücken wird gestreckt und der ganze Körper gelockert.

Achtung: Führen Sie diese Übung nur durch, wenn keine Wirbelsäulen- und Halswirbelsäulenbeschwerden vorliegen und der Augeninnendruck nicht erhöht ist.

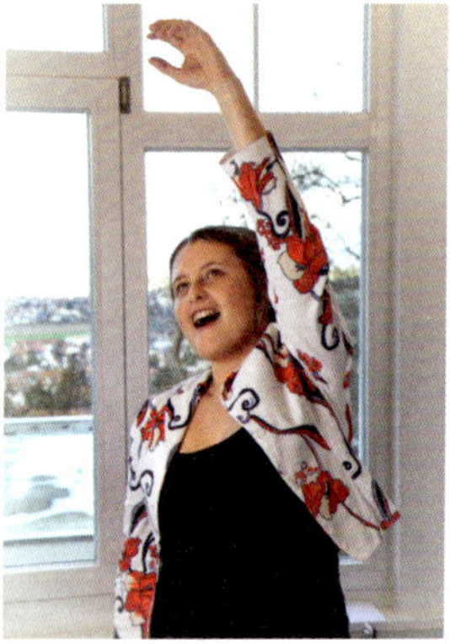

Ablauf: Stellen Sie sich locker hin. Die Füße stehen hüftbreit auseinander. Strecken und rekeln Sie sich. Gähnen Sie herzhaft und laut. Anschließend nehmen Sie Ihren Kopf nach unten, lassen die Schultern hängen und gehen ganz sanft – Wirbel für Wirbel – mit dem Oberkörper nach unten und lassen ihn so weit, wie es für Sie angenehm ist, herabhängen. Schütteln Sie nun Kopf und Arme ganz locker aus.

Greifen Sie – immer noch im »durchhängenden Zustand« – mit der rechten Hand Ihr linkes Handgelenk, und dehnen Sie es sanft nach unten, sodass die Dehnung bis in die Wirbelsäule zu spüren ist. Anschließend führen Sie die Dehnung mit der anderen Hand durch. Dabei hängen der Kopf und die Schultern immer locker nach unten.

Richten Sie sich wieder ganz langsam auf, Wirbel für Wirbel. Der Kopf und die Schultern bleiben hängen, bis die Wirbelsäule wieder ganz aufgerichtet ist. Jetzt nehmen Sie den Kopf und die Schultern nach oben. Strecken Sie sich nochmals, und gähnen Sie.

Übungsdauer: 3 Minuten

12-SEKUNDEN-ÜBUNG

Wirkung: Die Halswirbelsäulenmuskulatur wird gelockert, der ganze Körper und die Wirbelsäule werden entlastet. Der starre Blick wird entspannt. Durch die Lockerung im Nackenbereich wird das Sehzentrum besser durchblutet.

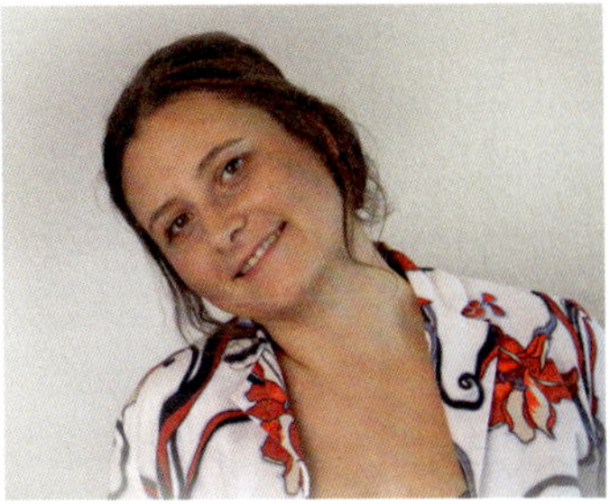

Ablauf: Stellen Sie sich bequem hüftbreit hin, Ihre Knie sind dabei locker. Atmen Sie entspannt ein und aus. Beginnen Sie nun, mit Ihrem ganzen Körper aus den Knien auf- und abzuwippen. Der Kiefer ist dabei locker und ent-

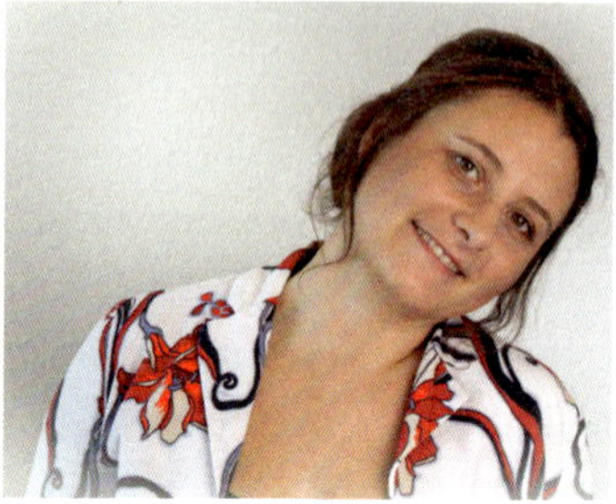

spannt, der Mund leicht geöffnet. Neigen Sie Ihren Kopf nach rechts zur Schulter, und wippen Sie so für 12 Sekunden. Dann richten Sie Ihren Kopf wieder langsam auf und neigen ihn zur linken Schulter. So wippen Sie ebenfalls 12 Sekunden lang.

Danach richten Sie Ihren Kopf wieder gerade auf und strecken den Hals nach oben. Wenn die Übung beendet ist, können Sie sich entspannt rekeln und Arme und Beine durchschütteln.

Übungsdauer: 1 Minute

Steigerung der Wirkung: Tönen Sie während des Wippens ganz leise den Ton »Waaaaaaaaa …«.

Gesunde Ernährung

Um gut sehen zu können, benötigen unsere Augen eine Reihe von Nährstoffen. Da die Augen und das Gehirn vor dem Computer einen erhöhten Energiebedarf haben, ist es umso wichtiger, dass Sie die Reserven regelmäßig auffüllen.

Betacarotin (Vitamin A) unterstützt die Augen bei der Umwandlung von Licht in elektrische Impulse.

Lutein und Zeaxanthin schützen das Auge vor Schädigungen durch kurzwelliges Licht.

Vitamin B_1 unterstützt die Funktionalität der Augenmuskeln.

Vitamin B_2 unterstützt den Stoffwechsel und hilft bei Lichtempfindlichkeit.

Vitamin B_6 unterstützt das emotionale Gleichgewicht.

Vitamin B_{12} dient der Vorbeugung von grauem und grünem Star.

Vitamin C ist unter anderem wichtig für die Gesunderhaltung der Augenlinse.

Vitamin E unterstützt den Sauerstofftransport und die Elastizität der Augenlinse.

Kalzium ist allgemein wichtig für die Gesunderhaltung der Augen.

OPC (oligomere Procyanidine) sind sehr starke Antioxidantien. Sie befreien die Augenlinse, den Glaskörper und den kompletten Augenhintergrund von Gift- und Schlackenstoffen und reparieren geschädigte Arterien und Venen.

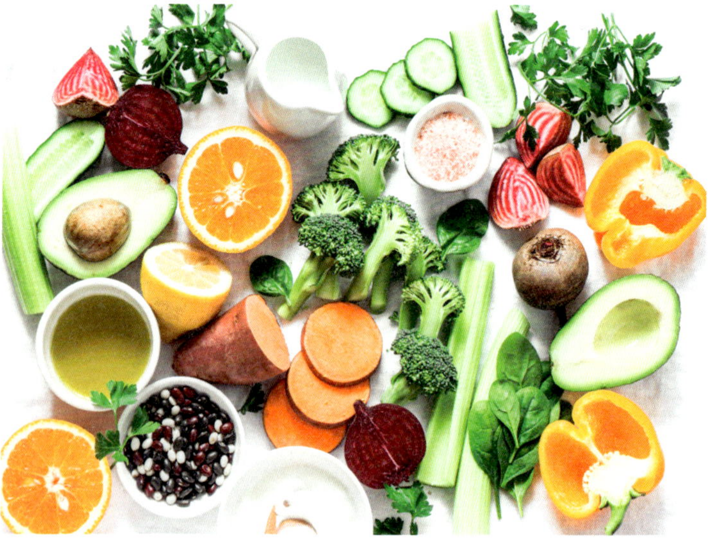

Glaskörpertrübung

Der Glaskörper befindet sich hinter der Augenlinse und füllt den hinteren Bereich des Augapfels aus. Er ist eine gallertartige Masse, die dafür sorgt, dass die Netzhaut, die nur an der Stelle des Sehnervenaustrittes sowie an der »Ora serrata« mit dem Augenhintergrund verwachsen ist, am Hintergrund anliegt und dadurch mit Nährstoffen versorgt wird. Der Glaskörper wird nicht von Arterien versorgt, da diese das Sehen stören würden. Deshalb ist er – genau wie die Augenlinse – von Ernährungsfehlern stärker betroffen. Gelangen zu viele Giftstoffe in den Körper oder ist der Körper übersäuert, kann dies dazu führen, dass sich der Glaskörper eintrübt.

Trübungen treten auch auf, wenn man aufgrund von Stress und Anspannung nicht richtig atmet. Wenn das Auge zu wenig Sauerstoff bekommt, muss es einen anaeroben Stoffwechsel durchführen. Dabei entsteht Milchsäure, die die Lichtdurchlässigkeit verändert.

Mit folgenden Maßnahmen können Sie dem vorbeugen:

- Gähnen Sie regelmäßig. Dadurch wird die Sauerstoffzufuhr erhöht.
- Atmen Sie während der Übungen immer tief ein und aus.
- Atmen Sie öfter am Tag tief durch.

- Die Übungen »Strecken – Gähnen – Hängenlassen« (S. 114), »Kopfklopfmassage« (S. 16) und »Augenmassage« (S. 92) sind hier hilfreich.
- Die Einnahme von OPC, z. B. in Aroniabeeren und Traubenkernen, hilft, der Übersäuerung entgegenzuwirken.
- Entsäuern Sie den Körper durch reichlich Wasserzufuhr und eine Ernährungsumstellung.

Glaskörpertrübungen und Lichtblitze

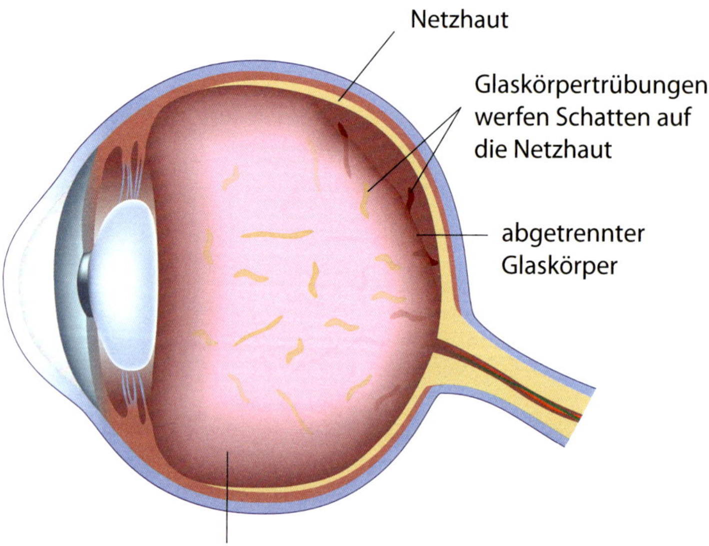

Netzhautablösung

Aktuell erlebe ich es zunehmend, dass Menschen nach stark negativ erlebten Stressphasen eine Netzhautablösung erleiden. Die Netzhautablösung kann als Folge einer Glaskörperschrumpfung entstehen, aber auch bei hohen Kurzsichtigkeiten besteht die Gefahr der Ablösung durch die starke Dehnung des Augapfels. Löst sich die Netzhaut von ihrer ernährenden Schicht der Aderhaut, so wird sie nicht mehr mit Nährstoffen versorgt. Die Sinneszellen sterben ab, es kommt in der Regel zur Erblindung. Erste Anzeichen für eine Netzhautablösung sind Lichtblitze, die wahrgenommen werden. Sollten Sie Lichtblitze wahrnehmen, gehen Sie umgehend zum Augenarzt. Je früher eine Netzhautablösung erkannt wird, desto besser kann geholfen werden. Wenn sich die Netzhaut löst, sieht der Betroffene zunächst Rußregen oder Mückenschwärme. Schließlich hat er den Eindruck, dass ein schwarzer Vorhang fällt oder eine dunkle Mauer aufsteigt.

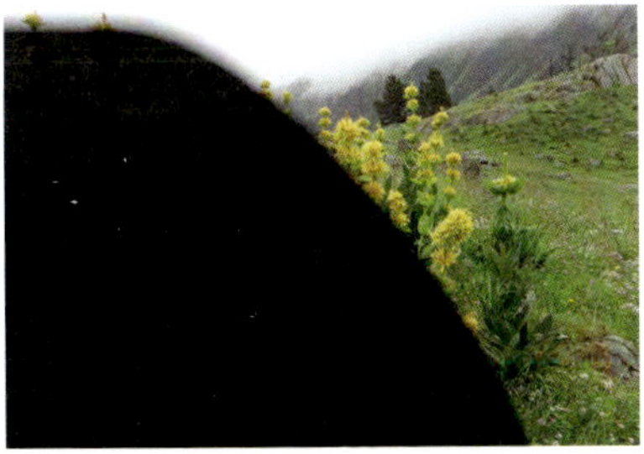

So sieht eine Person mit Netzhautablösung

SCHWEDENBITTERUMSCHLÄGE

Wirkung: Schwedenbitterumschläge können sowohl vorbeugend als auch bei bestehender Netzhautablösung, bei Netzhautblutungen, poröser Netzhaut und jeglichen anderen Schäden an der Netzhaut durchgeführt werden. Es empfiehlt sich, ein Schwedenbitter ohne Alkohol zu kaufen. Das ursprüngliche Rezept ist zwar mit Alkohol, macht aber die Augen trockener, deshalb empfehle ich das nicht.

Ablauf: Benetzen Sie zwei Kosmetikpads mit einigen Tropfen Schwedenbitter ohne Alkohol. Legen Sie die Pads etwa 1 Stunde auf die geschlossenen Augen. Danach cremen Sie Ihre Augenlider mit einer guten Augencreme ein.

Übungsdauer: 1 Stunde (am besten vor dem Schlafengehen)

Exkurs: Diabetische Veränderungen am Auge

Wie wichtig das Thema gesunde Ernährung für die Augen ist, merkt man daran, dass durch mangelnde Nährstoffversorgung der Augen Augenerkrankungen wie die feuchte und die trockene Maculadegeneration entstehen können. Eine weitere Augenerkrankung, die direkt mit der Ernährung in Zusammenhang steht, ist die **diabetische Retinopathie.** Infolge der Grunderkrankung Diabetes mellitus können die Augen geschädigt werden. Bei der diabetischen Retinopathie handelt es sich um Veränderungen des Augenhintergrundes, also der Netzhaut und der Aderhaut. Durch die erhöhte Zuckerkonzentration im Blut werden die Gefäße in der Aderhaut der Augen beeinflusst. Es kommt zu Gefäßneubildungen, Rissen und Blutungen. Durch die geringere Durchlässigkeit wird die Netzhaut mit ihren Rezeptoren nicht ausreichend mit Nährstoffen versorgt. Das ruft zunächst Gesichtsfeldausfälle in der Peripherie hervor, die bis zur Erblindung führen können. Weitere Augenerkrankungen durch Diabetes mellitus können auch der graue Star und das Glaukom sein. Man unterscheidet zwei Formen der diabetischen Retinopathie:

Nichtproliferative Retinopathie

Hier gibt es noch keine Gefäßneubildungen. Man unterteilt die nichtproliferative Retinopathie in eine milde, eine mäßige und eine schwere Retinopathie. Bei der milden Form zeigen sich Mikroaneurysmen in den Kapillaren. Durch eine weitere Schädigung des Endothels werden die Gefäße undicht. Es entstehen Ablagerungen von Fetten im Blut, die sogenannten harten Exsudate. Durch Verschlüsse von Kapillaren kommt es zu punktförmigen oder flächenhaften Blutungen in die Netzhaut. Die Venen der Aderhaut verdicken sich manchmal und sehen wie Perlenschnüre aus. Bei der schweren Form sind diese Veränderungen weiter fortgeschritten: Es zeigen sich sogenannte Cotton-Wool-Flecken (Aderhautinfarkte), Verdickungen und Schleifenbildung der Venen sowie Zonen der Netzhaut, die nicht mehr mit Blutgefäßen versorgt sind. Es kommt zu einem Maculaödem, zunächst zentral, dann peripher.

Proliferative Retinopathie

Diese schwere Form der diabetischen Retinopathie ist gekennzeichnet durch Neubildung von krankhaften Blutgefäßen in der Netzhaut und im Glaskörper. Sie kann zur Erblindung führen. In den nicht mehr durchbluteten Bereichen der Netzhaut, den sogenannten Ischämiezonen, werden Botenstoffe gebildet, die das Gefäßwachstum anregen. Diese Netzhautbezirke rufen sozusagen um Hilfe. Durch die Botenstoffe kommt es zur Neubildung von Gefäßen, die aus dem Netzhautniveau in das Auginnere, den Glaskörper, wachsen. Die Neubildungen entstehen bevorzugt aus dem Bereich, an dem der Sehnerv die Augen verlässt, dem sogenannten blinden Fleck. Die neuen Gefäße haben nur eine schwache Wand und können Druck nicht gut standhalten. Bei plötzlichen Blutdruckanstiegen kann es zu Blutungen kommen. Blutet es in den Glaskörper, so führt dies zu einer plötzlichen und drastischen Verschlechterung der Sehschärfe

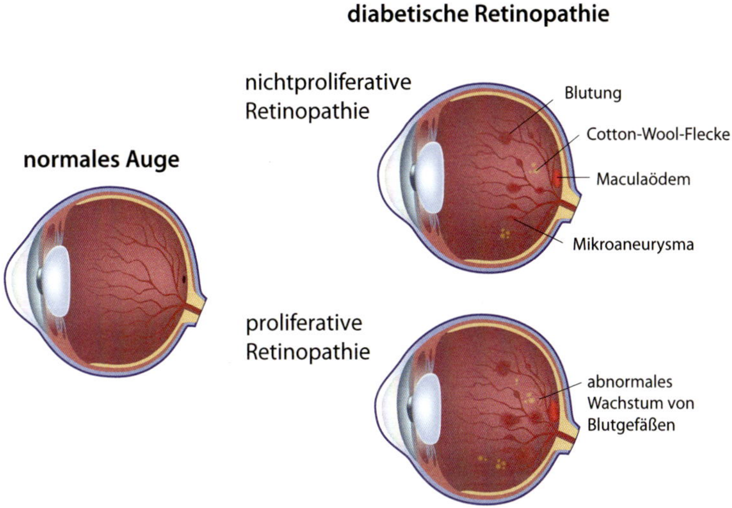

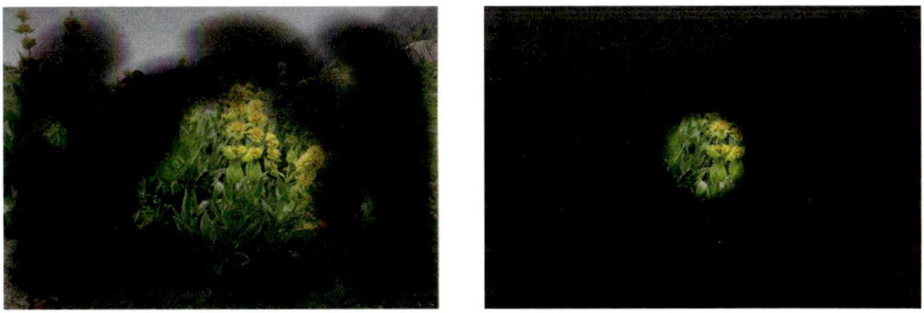

So sieht ein Mensch mit der diabetischen Retinopathie

Bei der **diabetischen Maculopathie** wird der Punkt des schärfsten Sehens in der Netzhautmitte, die sogenannte Macula, geschädigt, was zur Beeinträchtigung bis hin zum Verlust der zentralen Sehschärfe führt. Die Veränderung kommt durch Fettablagerungen, die sogenannten Lipidexsudate, und eine ödematöse Schwellung der Aderhaut in der Region der Macula (Maculaödem) zustande. Die Maculopathie ist der häufigste Grund für eine starke Sehverschlechterung bei den Patienten. Sie kann in jedem Stadium der Erkrankung auftreten.

Ich hoffe, ich konnte Ihnen nahebringen, wie wichtig es ist, auf eine gesunde Ernährung zu achten. Häufig gelingt dies nicht, wenn Menschen unter Stress und Zeitdruck sind und eben sehr schnell den Hunger stillen möchten. Fast Food, Süßigkeiten etc. schädigen auf Dauer die Augen. Bitte denken Sie künftig daran, Ihren Körper mit gesunden und ausgewogenen Nährstoffen zu versorgen.

Trainingsplan

Einen wirklichen Trainingsplan kann ich Ihnen nicht geben, denn die Berufsgruppen, der Arbeitsalltag und auch die Arbeitszeiten sind so unterschiedlich, dass ich alldem mit einem Plan nicht gerecht werden kann. Ich möchte aber ein wenig sortieren, welche Übungen wann sinnvoll sind. Das kann natürlich individuell abweichen, vor allem im Schichtbetrieb. Erstellen Sie Ihren persönlichen Trainingsplan, indem Sie die Übungen ausprobieren und die Wirkungen feststellen.

Der folgende Plan gibt einen Rahmen vor. Er orientiert sich an einem Büroarbeitsplatz zu üblichen Bürozeiten.

Vor der Arbeit:

- »Strecken – Gähnen – Hängenlassen« (kurbelt den Kreislauf an)
- »Überkreuzbewegung« (steigert die Konzentration für den Tag)
- gesund frühstücken

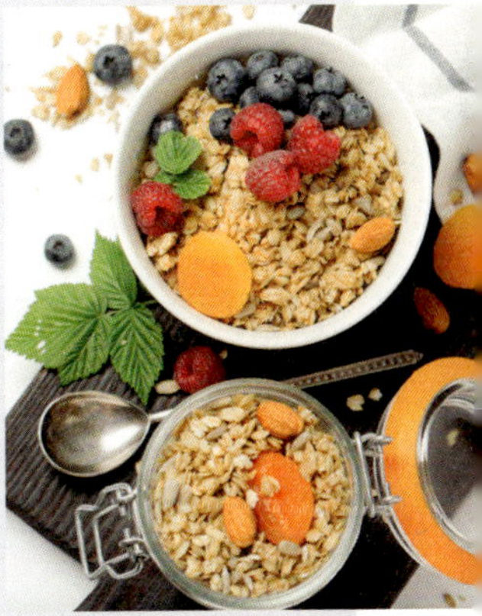

Am Vormittag:

- »Palmieren« ein- bis zweimal pro Stunde für 30 Sekunden
- Augenakupressur
- Übungen für die Akkommodation
- jede Stunde 3 bis 5 Minuten Übungen nach Wahl aus diesem Buch

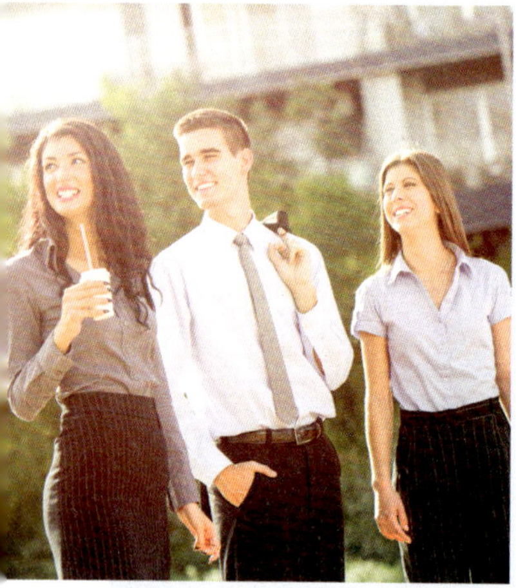

Mittagspause:

- »Sonnübung« (außer im Sommer)
- 10 Minuten lang eine Schlafmaske tragen
- möglichst ins Freie gehen
- nicht aufs Handy schauen
- gesund und vitaminreich essen
- Übungen für Akkommodation und Vergenz
- »Augenyoga«

Am Nachmittag:

- »Switching-Übung«
- Augenakupressur
- jede Stunde 3 bis 5 Minuten Übungen nach Wahl aus diesem Buch

- kurz vor Feierabend Übungen zum Öffnen des Gesichtsfeldes (Peripherie)

Feierabend:

- im Sommer nach 16 Uhr: »Sonnübung«
- weitere Übungen nach Wahl

Vor dem Schlafengehen:

- 1 Stunde vor dem Schlafengehen das Handy weglegen und optimalerweise auch nicht mehr am Computer oder vor dem Fernseher sitzen
- Leinöl auf die Augenlider auftragen
- Schwedenbitterumschläge
- Augenumschläge

Nachts:

- im Dunkeln oder mit Schlafmaske schlafen

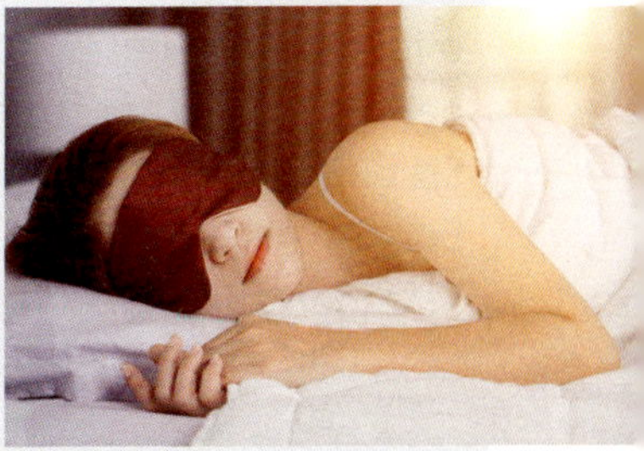

Schlusswort

Ich hoffe, ich konnte Sie für das Thema »Augengesundheit« sensibilisieren. Gerade junge Menschen wachsen heute mit Bildschirmen auf. Sie denken kaum darüber nach, ob und welche Folgen ihre Benutzung für unsere Augen hat. Erst wenn Schäden vorhanden sind, wird das Verhalten geändert. Dann ist es allerdings schwierig, noch gegenzusteuern. Ich wünsche mir, dass künftig nicht nur die Nutzung der Geräte erklärt wird, sondern auch, wie wichtig es ist, die Augen durch Übungen zu entlasten, denn die Langzeitfolgen sind noch nicht absehbar.

Sie wissen jetzt, wie empfindlich unser Sehsinn und wie wichtig Augentraining für alle ist, die viel Zeit vor dem PC verbringen. Führen Sie die Übungen durch, und ändern Sie etwas in Ihrem Leben. Im Berufsalltag ist das nicht immer leicht, denn die Bedenken, was Kollegen oder der Chef dazu sagen könnten, sind oft groß. Kommunizieren Sie das Thema im Team. Vielleicht geht es den Kollegen ähnlich. Ich bin mir sicher: Sie werden auf offene Ohren stoßen. Die meisten Menschen leiden unter Augenproblemen durch Bildschirmarbeit. Vielleicht praktizieren Sie die Übungen auch gemeinsam und tauschen sich über Ihre Erfolge aus! Gern stehe ich für Schulungen in Ihrer Firma zur Verfügung. Schreiben Sie mich einfach an.

Häufig höre ich das Argument, dass die Zeit fehle, um die Übungen durchzuführen. Aus gesundheitsmedizinischer Sicht ist es allerdings wichtig, pro 60 Minuten Bildschirmarbeit eine Pause von 5 Minuten einzulegen. Mitarbeiter, die gesundheitsbewusst sind und auf Ihren Körper und Ihre Augen achten, sind langfristig wertvoller für das Unternehmen als Mitarbeiter, die ihre eigenen Grenzen nicht kennen und pausenlos ackern. Sie sind gestresster und werden auf lange Sicht häufiger ausfallen. Der Mensch ist keine Maschine, er braucht Ruhepausen und Erholungszeiten. Die Arbeitsmedizin hat festgestellt, dass der Mensch eine Aufmerksamkeitsspanne von 90 Minuten hat. Danach fällt die Konzentration ab. Dieser Zeitpunkt kann für eine kurze Pause genutzt werden. Auch ist es ratsam, in diesem Zeitfenster eine Übung zur Verknüpfung beider Gehirnhälften durchzuführen. Dann ist die Pause sinnvoll genutzt, und Sie können konzentrierter und entspannter weiterarbeiten.

Gutes Gelingen

Caroline Ebert

Ein kurzer Dank

Ich möchte mich bei der Firma Claasen GmbH und dem gesamten Team bedanken, die mir die wunderbaren Räume für das Fotoshooting für dieses Buch zur Verfügung gestellt haben, und natürlich bei der Fotografin Andrea Kowitz-Vierheller für die schönen Bilder und das tolle Shooting.

Über die Autorin

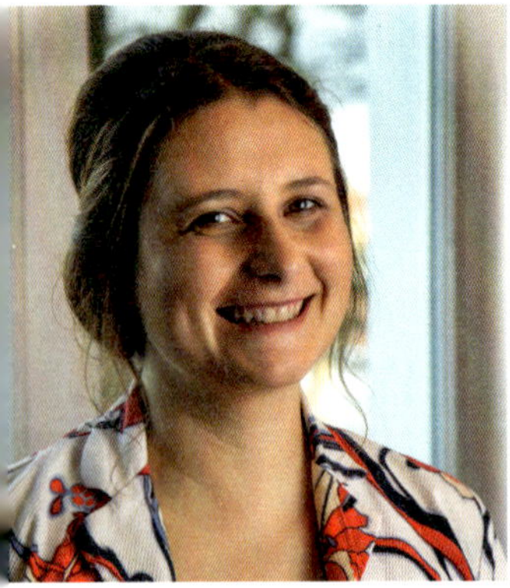

Caroline Ebert ist Optikermeisterin, ganzheitliche Sehtrainerin und Augenkinesiologin. Ihre eigene Kurzsichtigkeit konnte sie mit den von ihr gelehrten Methoden erfolgreich behandeln. Sie betreibt die Augenschule »Eyeland«, in der sie intensiv mit Erwachsenen und auch vielen Kindern arbeitet. Zudem gibt sie regelmäßig Sehschulungen für die Mitarbeiter in Firmen.

www.augenschule-eyeland.de

Die besten Methoden für gesunde Augen und starke Sehkraft

Schirner Verlag

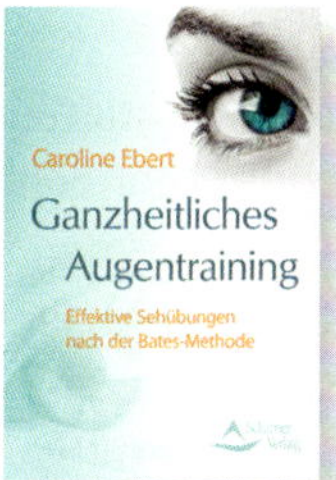

Ganzheitliches Augentraining
Effektive Sehübungen nach der Bates-Methode
96 Seiten
ISBN: 978-3-8434-5058-4

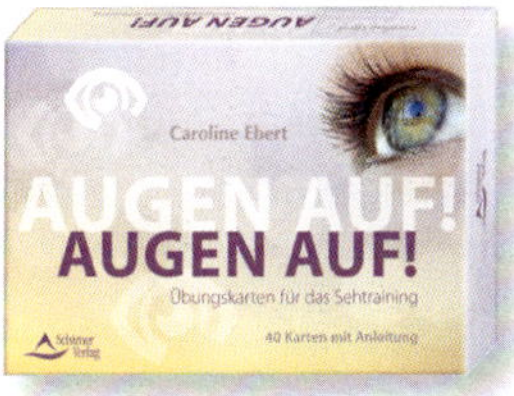

Augen auf!
Übungskarten für das Sehtraining
40 Karten mit Anleitung
ISBN: 978-3-8434-9077-1

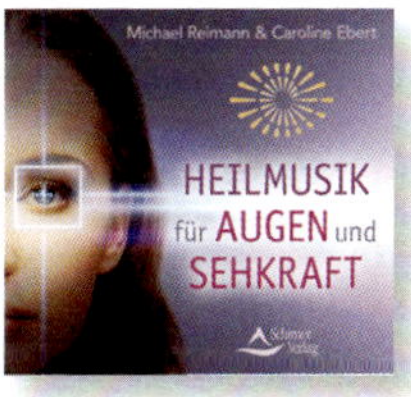

Heilmusik für Augen und Sehkraft
Audio-CD, ca. 72 Minuten
ISBN: 978-3-8434-8366-7

Danke für deine REZENSION

– Gemeinsam sind wir mehr –

Liebe Leserin, lieber Leser,

von Herzen danken wir dir, dass du dieses Buch in den Händen hältst und es bis zum Ende gelesen hast. Das bedeutet uns, dem Schirner Verlag und seinen Autoren, sehr viel. Aus voller Überzeugung und mit Hingabe widmen wir uns seit vielen Jahren Themen, die unser aller Lebensqualität und Bewusstwerdung dienlich sind, und hoffen, einen Beitrag für eine lichtvollere Welt leisten zu können. Wenn dir unsere Arbeit gefällt, möchten wir dich bitten, dir einige Minuten Zeit zu nehmen, um dieses Buch zu rezensieren. Warum? Die meisten Menschen lesen Rezensionen, bevor sie ein Buch kaufen, da sie hierdurch einen Eindruck bekommen, ob und wie der Inhalt des Buches den Leser erreicht hat. Eine kurze Rezension ist dabei ebenso hilfreich wie eine lange, sehr ausführliche. Um es auf den Punkt zu bringen:

Eine Rezension ist heutzutage die beste Werbung für ein Autorenwerk!

Wenn du den Schirner Verlag und seine Autoren neben dem Buchkauf auch anderweitig unterstützen willst, dann bitten wir dich: Schreibe für jedes Werk eine Rezension – am besten auf der Seite, wo du es gekauft hast, und zusätzlich beim Schirner Verlag und bei Amazon. Das wäre nicht nur eine Wertschätzung für die Autoren, sondern kann dazu beitragen, dass die Verkaufszahlen steigen und der Schirner Verlag auch in herausfordernden Zeiten Bestand hat.

WIE SCHREIBT MAN EINE REZENSION?

Grundsätzlich sollte eine Rezension aus der eigenen, subjektiven Sicht geschrieben werden, da es sich um eine persönliche Meinung handelt. Du kannst in zwei Sätzen deine Gedanken zu dem Buch äußern oder eine längere Rezension verfassen. Falls du nicht weißt, wie du beginnen sollst, hier ein paar Anregungen:

- War das Buch leicht verständlich geschrieben? Wie hat dir die Sprache gefallen? Wie empfandest du die Aufteilung der verschiedenen Themen?
- War es unterhaltsam? War es deiner Meinung nach mit Herzblut und Liebe geschrieben? Wie hat es auf dich gewirkt?
- Hat es dein Herz berührt? Konntest du dich wiederfinden?
- War es tief greifend genug? Hast du viel Neues gelernt?
- Hat es gehalten, was der Titel und die Buchbeschreibung versprochen haben? Hat es deine Erwartungen erfüllt?
- Was macht das Buch besonders? Warum sticht es heraus im Vergleich zu anderen Büchern, die ein ähnliches Thema behandeln?
- Würdest du das Buch weiterempfehlen oder verschenken?

Dankeschön

lesen, fliegen, landen
Schirner Verlag

Bildnachweis

Bilder von der Bilddatenbank www.shutterstock.com:

Bilder auf allen Seiten: Hintergrund # 82368157 (© HolyCrazyLazy), Icons # 310293947 (© Happy Art), Auge # 1183512700 (© pambudi)

Weitere Bilder: S. 1 # 428325814 (© Who Is Danny), S. 7 # 1104907424 (© fizkes), S. 8 # 522198199 (© puhhha), S. 12 # 233268445 (© BlueRingMedia), S. 19 # 259040579 (© Jacob Lund), S. 23 # 436967413 (Fouad A. Saad), S. 25 # 72239617 (© ilusmedical), S. 26 # 1064021429 (© Sarah2), S. 26 # 1153373956 (© Tunatura), S. 28 # 113807341 (© ilusmedical), S. 30 # 113807341 (© ilusmedical), S. 34 # 514067857 (© udaix), S. 35 # 469950767 (© Peter Hermes Furian), S. 36 # 694881859 (© udaix), S. 36 # 694882330 (© udaix), S. 37 # 64077607 (© Irina Nartova), S. 37 # 694883878 (© udaix), S. 38 # 336240449 (© stockfour), S. 40 # 1122507341 (© Geshas), S. 43 # 272994227 (© AlexanderZam), S. 45 # 327263753 (© Tefi), S. 52 # 1038422101 (© 4 PM production), S. 54 # 77804422 (© Alila Medical Media), S. 55 # 124547932 (© Canon Boy), S. 63 # 586375544 (© Dezay), S. 65 # 597918854 (© MakeStory Studio), S. 73 # 1280162020 (© Fourleaflover), S. 86 # 584005258 (© 3Dimka), S. 87 # 705448003 (© Roman Samborskyi), S. 89 # 128669381 (© Alila Medical Media), S. 90 # 642730546 (© sruilk), S. 94 # 517772668 (© Ksenija Ok), S. 95 # 570636958 (© sebra), S. 96 # 1066632035 (© Roman Samborskyi), S. 101 # 415923031 (© Africa Studio), S. 102 # 212578138 (© Lukasik-Fisch), S. 103 # 166325441 (© Zern Liew), S. 106 # 1156789243 (© Tero Vesalainen), S. 108 # 357395417 (© Roman Sotola), S. 109 # 292550549 (© Fosin), S. 110 # 292550549 (© Fosin), S. 111 # 1126190465 (© fizkes), S. 118 # 1084913126 (© Kiian Oksana), S. 120 # 128044661 (© Alila Medical Media), S. 121 # 1058417546 (© LABETAA Andre), S. 125 # 1058417546 (© LABETAA Andre), S. 125 # 90428200 (© Alila Medical Media), S. 127 # 715650070 (© Rubleva Elena), S. 128 # 236494609 (© MilanMarkovic78), S. 129 # 650559130 (© BaLL LunLa)

Übungsfotos von Caroline Ebert: © Andrea Kowitz-Vierheller

Fotos von Fingerpuppe, Augenbadewanne und Trenner: © Caroline Ebert